2024

합격 선배들의 맥 one pick!

퍼시픽 작업치료사 국시대비 개념서

OCCUPATIONAL THERAPY

근골격계작업치료

2

V·O·L·U·M·E

Pacific Books

작업치료사 국가시험
시험시간표 및 합격기준

시험과목

시험종별	시험 과목 수	문제수	배점	총점	문제형식
필기	3	190	1점/1문제	190점	객관식 5지선다형
실기	1	50	1점/1문제	50점	객관식 5지선다형

시험시간표

구분	시험과목(문제수)	교시별 문제수	시험형식	입장시간	시험시간
1교시	1. 작업치료학 기초 (70) 2. 의료관계법규 (20)	90	객관식	~08:30	09:00~10:10 (70분)
2교시	1. 작업치료학 (100)	100	객관식	~10:30	10:40~12:20 (100분)
3교시	1. 실기시험 (50)	50	객관식	~12:40	12:50~13:55 (65분)

* 의료관계법규 : 「의료법」, 「의료기사 등에 관한 법률」, 「장애인복지법」, 「정신건강증진 및 정신질환자 복지서비스 지원에 관한 법률」, 「노인복지법」과 그 시행령 및 시행규칙

합격기준

- 필기시험에 있어서는 매 과목 만점의 40퍼센트 이상, 전과목 총점의 60퍼센트 이상 득점한 자를 합격자로 하고, 실기 시험에 있어서는 만점의 60퍼센트 이상 득점한자를 합격자로 합니다.
- 응시자격이 없는 것으로 확인된 경우에는 합격자 발표 이후에도 합격을 취소 합니다.

머·리·말

작업치료 분야는 그 어떤 영역보다 광범위하고 다차원적인 분야이다. 의학, 심리학, 사회학 등 인간 관련 다영역적 학문으로 매우 다양하고 복합적 성격을 지닌 학문이다. 국내 작업치료 역사는 한국전쟁을 시작으로 이미 반세기가 지났으며, 매우 다양한 분야로 진출하고 있다. 반면, 국내 작업치료의 교육 현실은 예전보다 많이 발전하였으나 전공 교육과정에 필요한 교재는 여전히 부족한 상태이며, 이로 인해 국가시험을 준비해야 하는 재학생들에게 큰 부담이 되고 있다. 이에 본 교재는 부족한 교육과정을 보충하고 중요한 내용들을 요약정리하므로 보다 쉽게 작업치료사 국가고시를 준비할 수 있도록 구성하였다.

최근 국가시험은 보다 전문적이고, 과학적이며, 다양한 문제들이 출제되는 경향을 보이고 있다. 과거 출간된 서적들 대부분이 암기형 문제 풀이식으로 구성되어 있어 국가시험을 준비하는 학생들에게 큰 도움을 주지 못했던 반면, 본 서적은 다양한 분야의 실기형·사례형 문제들을 탑재하는 동시에 풍부한 해설을 통해 체계적이고, 논리적 학습이 가능하도록 편집하였다.

본 교재는 학생들의 이해도를 높이기 위해 구체적이고, 보다 체계적인 해설과 매뉴얼을 제공하고 있으며, 실전 문제와 같은 문제들을 통해 국시 및 임상대비 능력을 극대화하고자 하였다. 국시에 필요한 전공과목의 체계적인 정리는 학생들 스스로 학습이 가능하도록 하였으며, 출제 비중이 높은 이론과 실기, 그에 따른 해설을 통해 학생들의 학습효과를 극대화하여 국가시험에 대한 자신감을 높여주고자 한다.

작업치료사 국가시험을 준비하는 모든 학생들에게 등대와 같은 교재가 되기를 희망하며…

2024년 4월

작업치료 국시연구회

C O N T E N T S

CONTENTS

CONTENTS

OCCUPATIONAL THERAPY

1 C·H·A·P·T·E·R

관절염 (Arthritis)

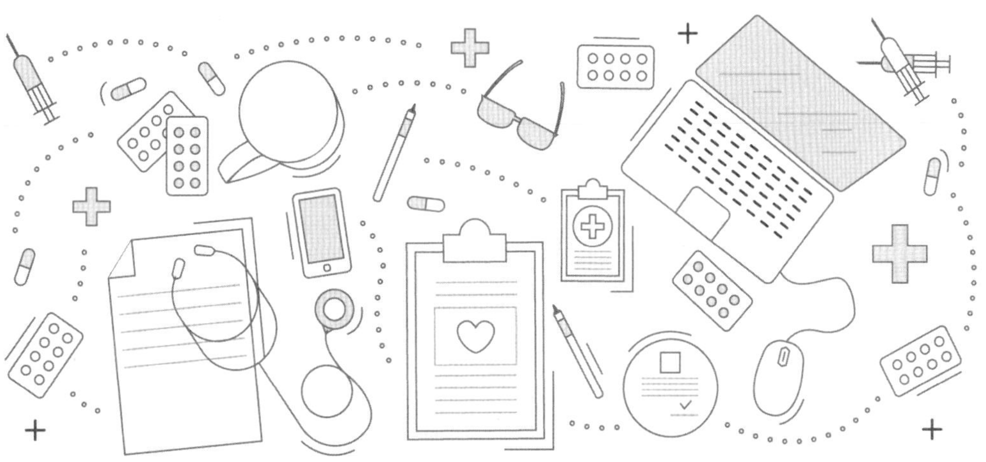

2024 OCCUPATIONAL THERAPY

꼭!
알고 넘어가기!!

- RA의 특징과 유형을 반드시 숙지해야 한다.
- RA로 인한 손의 변형에 대한 문제가 자주 출제되고 있다.
- 관절염 예방을 위한 다양한 적응 방법들이 자주 출제되고 있다.

1.1 개요

1. 관절염의 종류

- 류마티스 관절염(RA)
- 골 관절염(OA)
- 섬유근통(fibromyalgia)
- 기타

1.2 류마티스 관절염(Rheumatoid Arthritis, RA)

1. 특징

일반적 특성	• 만성적 자가면역계 질환임 • 관절 내 염증반응이 나타남 • 만성염증으로 인한 통증, 관절퇴화, 움직임의 제한이 특징임 • 질환의 과정은 개인마다 다양한 특성을 지님 • 일반적으로 다(多) 관절염이며, 주로 작은 관절을 침범함 • 양쪽이 대칭적으로 손상됨 • 환자의 기능적 수준은 질환의 진행에 의해 결정됨 • 'Pannus'가 뼈, 연골, 관절에 피해를 줌 • 혈중 류마티스 인자의 확인이 가능함 • 방사선상 변화가 목격됨 • 수면 후 강직이 있음 • 최소 1시간 이상, 2시간 이상 나타나기도 함 • 주로 여성에게 호발함

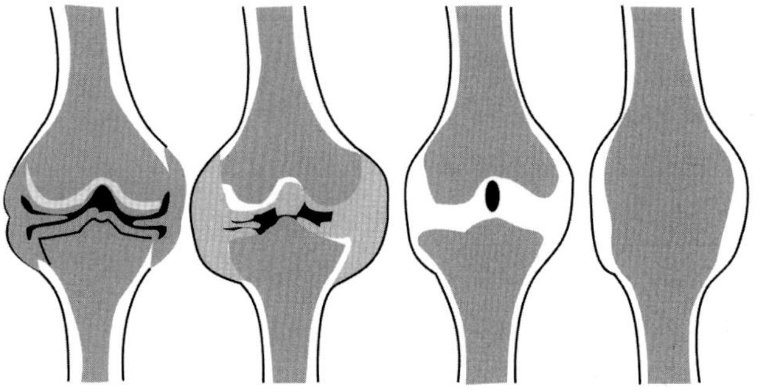

그림 1-1 RA의 진행 과정

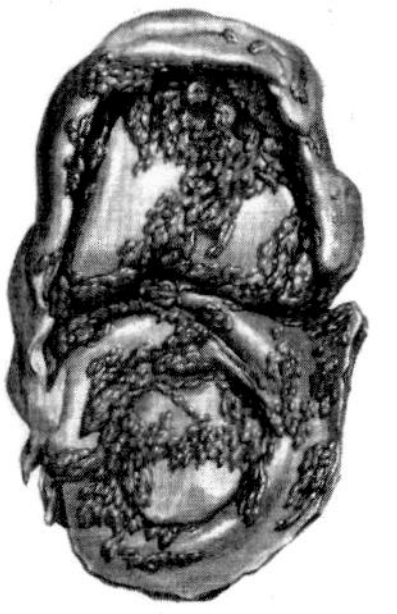

그림 1-2 Pannus 형성

※ **퇴행성 관절염과 류마티스 관절염 일차특징**(primary features of osteoarthritis and rheumatoid)

	퇴행성 관절염(OA, osteoarthritis)	류마티스 관절염(RA, rheumatoid arthritis)
유병률(prevalence)	• 2,100만 명(미국인)	• 130만 명(미국인)
최고 발병률 (peak incidence)	• 노화가 진행될수록 증가함 • 50세 이하 남성에서 주로 발병 • 50세 이상 여성에서 주로 발병	• 40~60에서 발병 • 여성 : 남성=3 : 1
발병(onset)	• 수년에 걸쳐 느리게 발병함	• 갑자기 발병함 • 몇 주, 몇 달 안에 발병함
전신특징 (systemic features)	• 없음	• 열(fever), 피로(fatigue), 병감(malaise), 관절 주변의 문제(extra-articular manifestations)
병의 과정 (disease process)	• 비염증성(noninflammatory), 연골파괴(cartilage destruction)	• 염증성(inflammatory), 윤활막염(synovitis)
관절병발 (joints involvement)	• 한 개 관절(individual)에 주로 발생됨	• 다관절(polyarticular) 및 양쪽관절(symmetric)에 발생됨
일반적으로 영향을 받는 관절 (joints commonly affected)	• 목(neck), 척추(spine), 엉덩이(hips), 무릎(knees), 발허리발가락관절(MTPs), 손가락끝마디관절(DIPs), 손가락첫마디관절(PIPs), 엄지손목손허리관절(thumb CMCs)	• 목(neck), 턱(jaw), 엉덩이(hips), 무릎(knees), 발목(ankles), 발허리발가락관절(MTPs), 어깨(shoulders), 팔꿈치(elbows), 손목(wrists), 손가락첫마디관절(PIPs), 발허리발가락관절(MTPs), 엄지손가락관절(thumb joints)
조조 강직 (morning stiffness)	• 30분 이하	• 최소 1시간, 보통 2시간 이상

※ **미국 류마티스학회의 퇴행성관절염 분류기준(손)**
(american college rheumatology classification critera for osteoarthritis of the hand)

손의 통증, 쑤시는 느낌, 뻣뻣함, 그리고 다음의 증상 중 3개 또는 4개 이상일 경우
• 10개 관절 중 2개 이상에서 단단한 비대조직(hard tissue)이 생기는 경우 • 2개 이상의 끝마디뼈 관절(DIP joints)에 비대조직이 생기는 경우 • 허리뼈 관절(MP Joint)이 3개 미만으로 부어 있는 경우 • 10개 관절 중 최소 1개 이상에서 변형이 나타나는 경우

※ 류마티스 관절염의 진행 및 증상

Ⅰ. 초기	• 방사선상 변화 없음 • 방사선상 골다공증의 기미가 보임
Ⅱ. 중기	• 방사선상 골다공증 증상이 확인됨 – 약간의 연골밑 뼈 손상 – 약간의 연골 손상 • 관절의 변형은 없음 • 관절 움직임에 제한이 있을 수 있음 • 인접한 근육이 위축(atrophy)됨 • 관절 연부조직(soft tissue)에 결절, 염증이 나타날 수 있음
Ⅲ. 심각한 증세	• 방사선상 골다공증 증상이 확인됨 • 방사선상 뼈의 파괴가 나타남 • 관절에 변화가 나타남 – 아탈구(semiluxation) – 자뼈쪽치우침(ulnar deviation) – 과다폄(hyperextension) – 섬유 또는 뼈의 강직(ankylosis)은 없음 – 관절 연조직(soft tissue)에 결절, 염증이 나타날 수 있음
Ⅳ. 말기	• 방사선상 골다공증 증상이 확인됨 • 뼈의 파괴가 있음 • 관절에 변화가 나타남 – 아탈구 – 자뼈쪽치우침 – 과다폄 – 섬유 또는 뼈에 강직이 나타남 – 관절 연조직에 결절, 염증이 나타남

※ RA 기준(미국 류마티스 학회 기준)

기준	정의
조조 강직(morning stiffness)	• 관절 주변의 뻣뻣함이 1시간 이상 지속됨(보통 2시간 이상)
세 개 이상의 관절에 관절염	• 적어도 세 개의 관절부위가 동시에 부음. 발병 가능한 부위는 14곳(오른쪽 또는 왼쪽 PIP, MCP, 팔목, 팔꿈치, 무릎, 발, MTP 관절)
손의 관절염	• 손목, MCP 또는 PIP 관절 중 적어도 한 부위에 부종
대칭적인 관절염	• 신체 양쪽의 동일한 관절부위에 동시 발병(PIP, MCP, MTP는 대칭성이 없어도 됨)
류마티스 결절(nodules)	• 피부 밑 결절, 뼈가 튀어나온 곳, 폄근의 표면(extensor surfaces) 주변 부위에서 관찰할 수 있음
혈청 류마티스 인자 (serum rheumatoid factor)	• 정상 군의 5% 이하 • 혈청 류마티스 인자가 비정상적인 양이 됨
방사선상 변화	• 방사선 사진에서 손과 손목의 앞뒤(posteroanterior)에서 전형적 류마티스 형태가 나타남 • 부분적으로 또는 명확하게 부식(또는 뼈의 칼슘 상실)이 보임

2. 역학(Epidemiology) 및 병리(Pathology)

역학	• 전체 인구의 약 1%에서 발병됨 • 여성이 남성보다 약 3배 정도 발병률이 높음 • 30~40대 나이에 호발됨 – 젊은 여성에게 호발함 • 유전적 요인 – 1차 가족에서 5~6배 정도의 높은 발병률을 보임
원인 및 병리 (Etiology and pathology)	• 활액막염(synovitis)과 관절 주변 조직에 염증이 발생됨 • 활액(synovial fluid)이 많아져 관절이 부어오름 • 염증이 지속되면 손상된 관절이 파괴되기 시작함 • 상흔 조직(scar tissue)이 뼈끝에 형성되어 관절이 영구적인 부동 상태(immovable)로 변하기도 함
임상적 특징 (Clinical feature)	• 피로, 식욕상실, 통증 또는 뻣뻣함, 체중감소 등이 나타남 • 조조강직(morning stiffness)이 나타남 • 관절이 따뜻하고, 붓고, 민감하며, 붉어짐 • 움직이기 어렵고, 통증이 있음 • 주로 손목, 손, 손가락 등 작은 관절을 침범함

3. ACR(American College of Rheumatology)의 분류

Class Ⅰ	• 일반적인 일상생활이 가능함
Class Ⅱ	• 자기 관리(self care)와 작업 수행이 가능하지만 부업(취미 또는 여가)은 제한됨
Class Ⅲ	• 자기 관리(self care)가 가능하나 부업과 직업이 제한됨
Class Ⅳ	• 자기 관리(self care), 직업, 부업 모두가 제한됨

※ 일반적인 자기 관리(self care) : 옷 입기, 먹기, 목욕, 꾸미기, 화장실 등이 포함

4. 상지 및 손의 변형(Upper extremity and hand deformity)

1) 방추형 부종(fusiform swelling)

• RA의 전형적인 증세
• PIP 관절에 발생됨

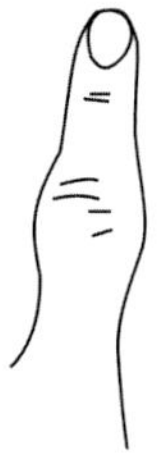

그림 1-3 방추형 부종

2) 백조목 변형(swan neck deformity)

형태	• 근육과 힘줄의 구축(contracture) • MP 관절 : 굽힘(flexion contracture) • PIP 관절 : 과도한 폄(hyperextension) • DIP 관절 : 굽힘(flexion)
원인	• MP 관절의 변형 및 내재근(intrinsic muscle)의 당겨짐(tightness) • 폄 힘줄의 가측다발(lateral slip) 손상(rupture) • FDS(Flexor Digitorum Superficialis) 손상(rupture)

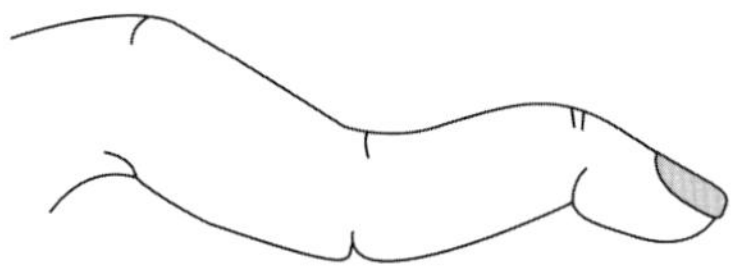

그림 1-4 백조목 변형

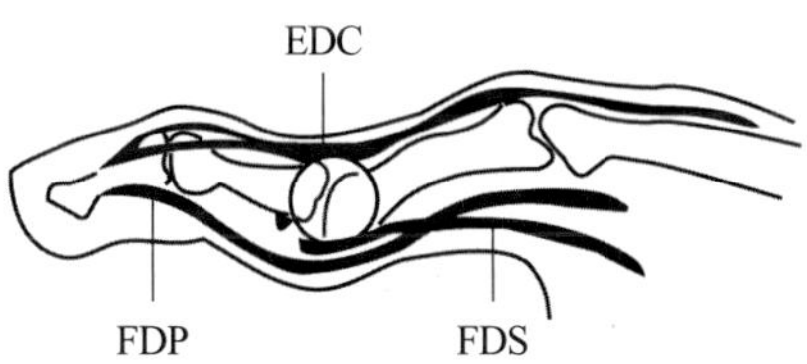

그림 1-5 FDS의 손상

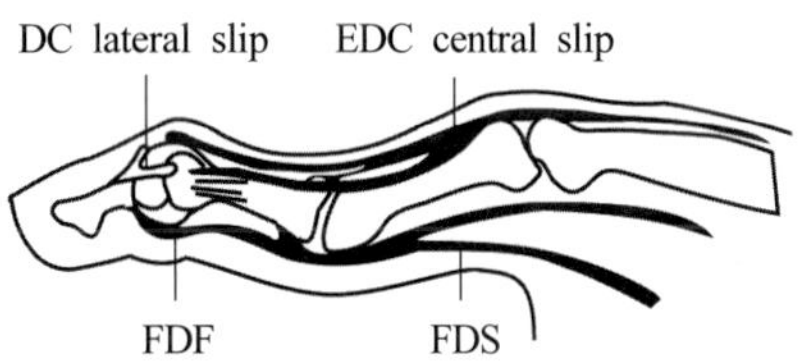

그림 1-6 폄 힘줄의 lateral slip의 손상

3) 단춧구멍 변형(bouttoniere deformity)

형태	• PIP 관절에 굽힘이 나타남 • DIP 관절에 과도한 폄(hyper extension)이 나타남
원인	• 손목 관절, MP 관절, PIP 관절에 활액막염(synovitis)이 발생할 때 폄 힘줄(extensor tendon)의 중앙다발(central slip)이 손상됨 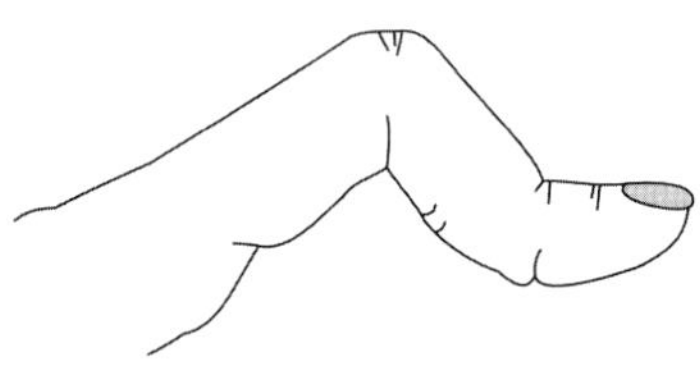 **그림 1-7** Bouttoniere Deformity 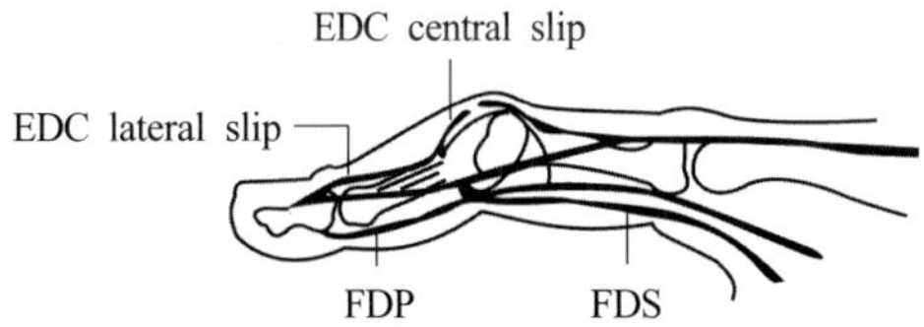 **그림 1-8** 폄 central slip 손상

4) 방아쇠 손가락(trigger finger)

형태	• 엄지 또는 기타 손가락의 굽힘 힘줄이 두꺼워지거나 작은 혹이 발생됨 • 손가락 굽힘 및 폄 활동 시 손가락을 잡고 있는 듯한 현상이 나타남
증상	• 걸림(triggering)이 지속됨 • LOM(limitation of motion) 또는 힘줄 파열(tendon rupture)이 발생됨 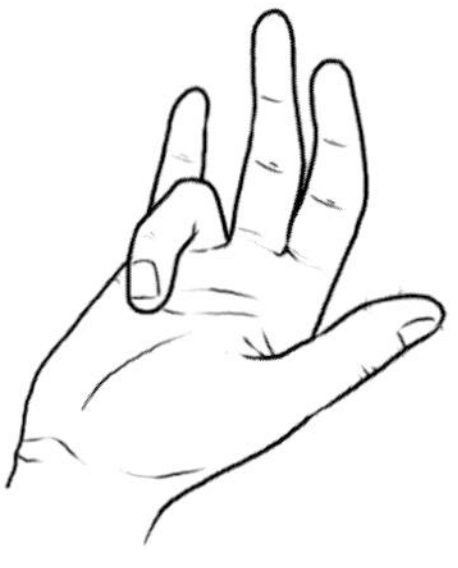 그림 1-9 방아쇠 손가락

※ 류마티스 엄지 변형(rheumatoid thumb deformities)의 종류

유형(Type)	손목손허리관절(CMC Joint)	중간마디뼈 관절(MCP Joint)	손가락 관절(IP Joint)
Ⅰ. 단춧구멍(boutonniere)	포함 안 됨	굽힘	과다폄(hyperextension)
Ⅱ. 희귀한(uncommon)	손목손허리관절 굽힘과 모음	굽힘	과다폄
Ⅲ. 백조목(swan neck)	손목손허리관절 아탈구(semilux-ation), 굽힘과 모음	과다폄	굽힘
Ⅳ. 골키퍼 엄지(gamekeeper's)	손목손허리관절 아탈구 없음, 굽힘과 모음	과다폄, 자뼈곁인대(ulnar col-lateral ligament) 불안정	포함 안 됨
Ⅴ. 이름 없음	포함되지 않음 또는 포함됨	손바닥판(volar plate) 불안정	포함 안 됨
Ⅵ. 절단관절염(arthritis mutilans)	약간의 뼈 손실	약간의 뼈 손실	약간의 뼈 손실

5) 기타

관절 불안정 (joint laxity)	• 인대(ligament)의 불안정으로 전반적인 손 기능의 상실이 발생됨 • 스트레칭 또는 신장(lengthening)으로도 만성 활액막염(synovitis)이 발생됨 • 엄지의 IP 관절이 불안정하며, 엄지 끝이 치료사에 의해 쉽게 흔들리는 것이 특징임 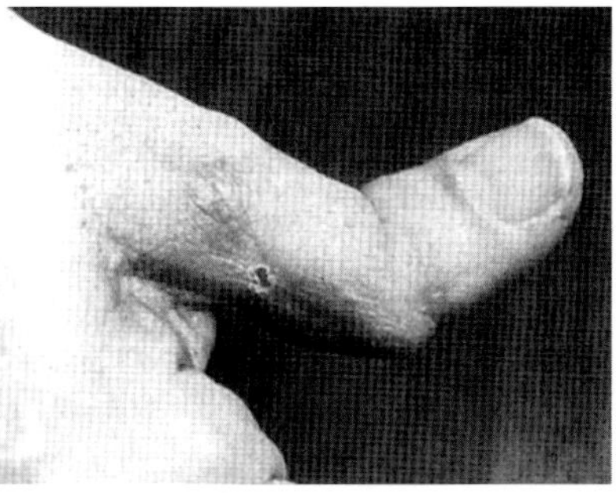 그림 1-10 Joint laxity

<table>
<tr><td>관절 아탈구
(joint subluxation)
또는 완전탈구
(dislocation)</td><td>• 인대(ligament)의 약화로 인해 발생됨
• 주로 손목 관절, MP 관절에서 발생됨
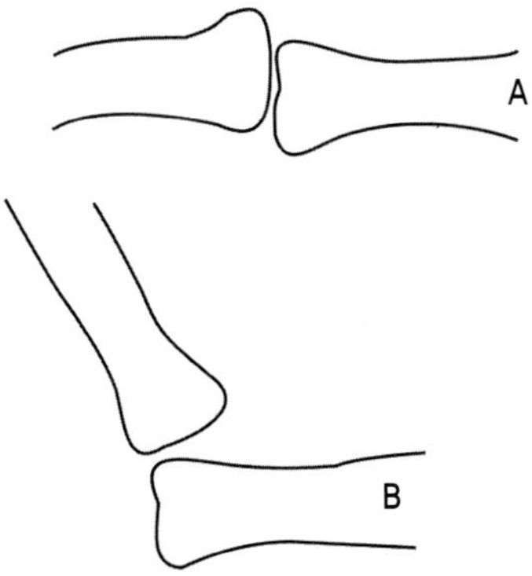

그림 1-11 아탈구(A)와 완전탈구(B)
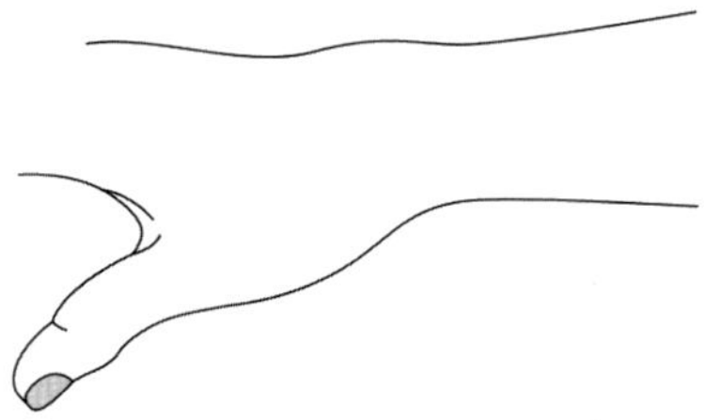
그림 1-12 손목의 아탈구</td></tr>
<tr><td>망치 손가락
(Mallet finger)</td><td>• DIP 관절의 굽힘이 특징임
• DIP 관절을 지나는 폄 힘줄(extensor tendon)의 손상(rupture)이 원인이 됨
– 손끝을 펴는 능력이 상실됨</td></tr>
<tr><td>뼈 결절(node)</td><td>• 결절이란 OA 또는 RA에 의해 손상된 연골 부위가 커져 돌출된 것을 말함
• 단단하지만 일반적으로 통증은 없음
• DIP와 PIP 관절에 가장 많이 발생됨
– Heberden's nodes : DIP에 발생
– Bouchard's nodes : PIP에 발생
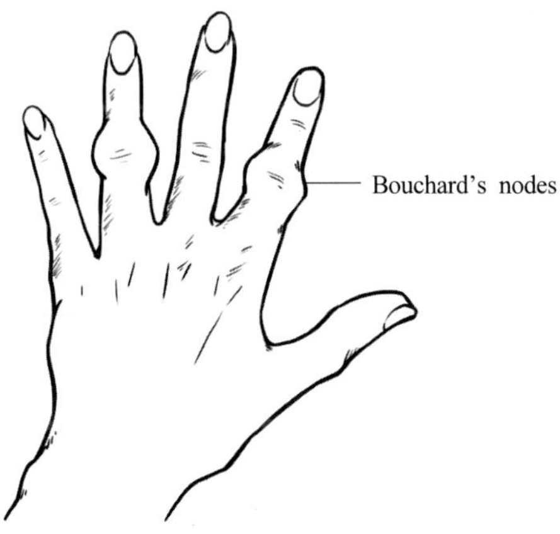

그림 1-13 Bouchard's nodes
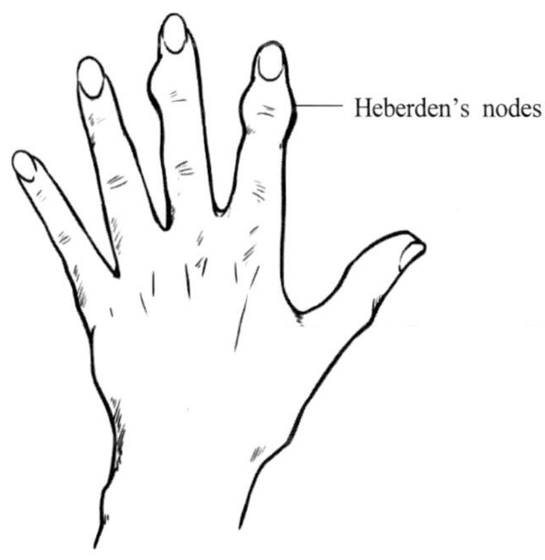

그림 1-14 Heberden's nodes</td></tr>
<tr><td>섬유성 결절
(nodule)</td><td>• 섬유성 연부조직의 덩어리이며 종종 통증이 발생함
• 보통 체중지지가 있는 노뼈나 팔꿈치머리(olecranon)에 잘 발생됨</td></tr>
</table>

<table>
<tr><td>수근굴 증후군
(CTS : carpal tunnel syndrome)</td><td colspan="2">• 손목굴(carpal tunnel)을 지나는 정중신경(median nerve)에 압박이 가해져 발생됨
• 초기 증상은 손바닥 쪽 엄지, 검지, 중지에 따끔거리는(tingling) 느낌이 발생함
• 정중신경과 관련된 운동기능에 약화가 오며, 엄지의 맞섬(opposition)에 장애가 발생됨</td></tr>
<tr><td rowspan="3">손목의 활액성 침식
(wrist synovial invasion)</td><td>폄 힘줄
(extensor tendon)</td><td>• 등쪽 부종(dorsal swelling)은 힘줄의 약화 또는 파열(rupture)을 유발함
• MP 관절, PIP 관절, DIP 관절의 폄 동작에 약화(weakness of extension)가 발생됨</td></tr>
<tr><td>손목 뼈
(carpal bone)</td><td>• 손목 움직임(wrist motion)이 점진적으로 손실됨
• 비기능적(nonfunctional) 자세로 구축이 발생됨
• 아탈구(subluxation) 또는 완전 탈구(dislocation)가 발생됨</td></tr>
<tr><td>노뼈 자뼈(radioulnar) 관절의 손상</td><td>• 엎침 및 뒤침 기능이 손상됨
• 자뼈쪽 틀어짐(ulnar drift) 및 MP 관절 편위(deviation)가 나타남</td></tr>
<tr><td>자뼈쪽 편위 /자쪽 치우침
(ulnar drift)
: MP 관절의 편위</td><td colspan="2">• MP 인대(ligament) 약화(weakness)로 인해 발생됨
• 정상 관절에 탈선(deviation)이 발생된 것
• RA 환자에서 노뼈 또는 자뼈 편위(deviation)는 일반적임
  – 보통 ‘ulnar drift’라고 함
• 발생 원인
  – MP 인대의 약화 또는 손상(rupture) 때문
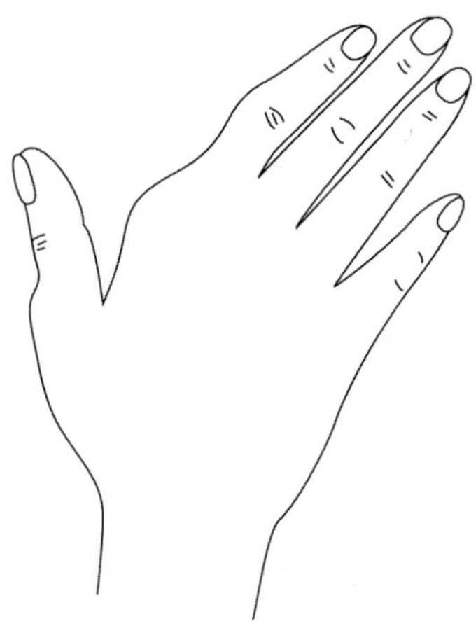
그림 1-15 MCP 관절의 Ulnar drift</td></tr>
</table>

1.3 골 관절염(Osteoarthritis, OA)

<table>
<tr><td>특징</td><td>• 많은 사용(wear and tear)으로 인해 퇴행성 관절염이 발생한 것임
• 관절의 통증과 강직(stiffness)이 특징임
• 증상이 점진적으로 악화되는 특징을 가짐
• 자가면역계 질환이 아니므로 염증 반응은 없음
– 2차적 문제로 염증이 발생됨</td></tr>
<tr><td>역학
(epidemiology)</td><td>• 나이가 많을수록 발병률은 높아짐
• 젊은 층에서 드물게 발생됨
• 60세 전후로 발병률이 높아짐
• 주로 무릎관절과 엉덩관절에 잘 발생됨
– 여성은 무릎관절에, 남성은 엉덩관절에 더 빈번히 발생됨</td></tr>
<tr><td>원인 및 병리
(etiology and pathology)</td><td>• 원인
– 손상된 관절이 노화(aging) 또는 과도한 사용으로 닳아 없어지기 때문
• 관절 탈락(break-down) 과정
<table><tr><td>순서</td><td>① 연골(cartilage)의 본질은 부드럽고, 매끄러우며, 탄력 있는 성질이지만 변화가 일어남
② 쉽게 손상 입을 수 있는 여건들이 만들어짐
③ 연골의 커다란 단면이 완전히 닳아 없어짐
④ 뼈가 서로 닿아 통증이 발생함
⑤ 관절이 정상 모양을 상실함</td></tr></table>• 기타
– 연골의 파편이 관절 내에 떠다님
– 관절의 운동을 제한하면 통증이 줄어듦
– 체중이 실리는(weight-bearing) 관절에 자주 발생됨</td></tr>
<tr><td>임상적 증상
(clinical feature)</td><td>① 대표적 증상
• 관절의 통증
• 뻣뻣함(stiffness)
• 움직임의 제한
• 작은 운동에도 통증의 발생
• 관절의 비대
② 상지 및 손의 증상
• Bouchard's nodes(PIP 관절의 비대)
• Heberden's nodes(DIP 관절의 비대)
• 엄지의 CMC 관절
– 아탈골(subluxation) 또는 사각형 모양의 형태가 나타남</td></tr>
</table>

1.4 섬유근통(Fibromyalgia)

특징	• 여성에게 호발함 • 근골격계에 광범위한 통증과 피로가 발생됨 • 인체의 섬유 조직에 통증이 발생됨 – 근육, 힘줄, 인대 등의 조직에 통증이 발생됨 • 통증이 온 몸에 나타남 – '안 아픈 곳 없이 다 아프다'고 호소함 – 근육의 통증 → 심하게 잡아 당겨지거나, 힘든 일 후 통증이 오는 것처럼 고통스러움 → 근육에 가벼운 경련이 오기도 함 → 후끈거리는 느낌을 가지기도 함 – 모든 연령에서 발병함
역학	• 20~55세에 호발함 • 발병률은 여성이 남성에 비해 평균 10배 정도 더 높음
원인 및 병리	• 원인 – 알려지지 않음 • 이론 – 통증에 대한 중추신경계의 반응 – 감염, 과다한 운동, 호르몬 등
임상적 증상	• 피로, 수면장애, 우울증, 짜증, 두통 등이 나타남 • 조조강직(morning stiffness)이 나타남 • 대장증후군(bowel syndrome), 방광의 민감함이 나타남 • 무감각, 이상감각(tingling)이 나타남 • 혈액순환의 문제, 추위에 대한 내성(cold tolerance) 문제가 발생함

1.5 의학적 관리(Medical management)

약물 치료 (drug therapy)

- RA의 의학적 접근(medical management approach)은 피라미드 모델을 따름
- 약물치료는 단일방법의 사용이 아닌 여러 방법들을 모두 동원함

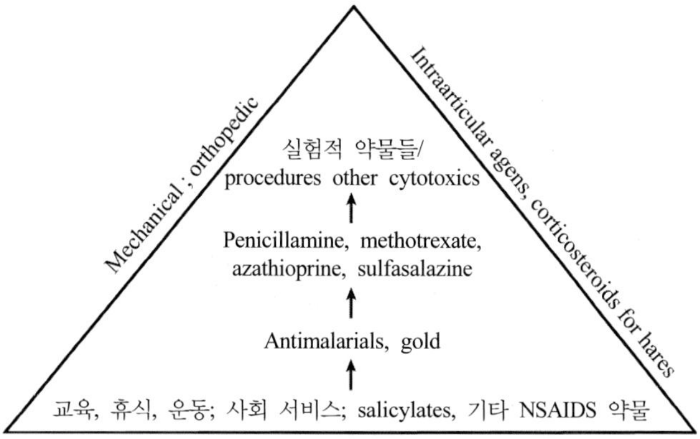

그림 1-16 약물 피라미드

피라미드의 바닥(base)	피라미드의 정점(apex)
• 독성이 낮은 치료 • 휴식과 교육(rest & education)이 포함됨	• 실험적 약물의 사용 • 세포독성이 높은 약물의 사용 • 다른 약물에 반응이 없는 심각한 상태의 질환을 가진 환자에게 적용함

첫 번째 단계 (group)의 약물	• 염증은 막을 수 있지만 병의 진행을 막지 못함 • 빠른 반응의 약물들 – 비스테로이드계 항염증 약물(NAISD : nonsteroidal antiinflammatory drugs) – 아스피린 – ICI(intraarticular corticosteroid injection) • 독성이 작은 약물을 초기 처방함 • 부작용 – 복통, 설사, 어지러움, 두통 등
두 번째 단계 (group)의 약물	• DMARDS(disease-modifying antirheumatoid drugs) • 직접적으로 병의 과정에 영향을 미치는 약물들을 사용함 – gold, sallt, penicillamine, methotrexate 등 • 심각한 부작용이 있을 수 있으므로 주의 깊은 의학적 관찰이 필요함 • 관절 보호법(joint protection), 에너지 보존법(energy conservation), 스플린트의 사용(splinting)과 같은 방법들도 병행해야 함 • 부작용(설사, 발진, 구강, 욕창, 골수 감소, 실명 등)
스테로이드 (steroid)	• 통증 감소에 효과적임 • 부작용 – 뼈의 침식, 당뇨, 감정적 문제, 고혈압, 체중증가 등이 나타남 • 다른 약물들로 질환이 제어되지 못할 때 일시적으로 사용하게 됨

수술적 중재 (surgical intervention)

- 활액막절제술(synovectomy) : 손상된 윤활막(synovium)을 제거함
- 힘줄집제거술(tenosynovectomy) : 손상된 힘줄집(tendon sheath)을 제거함
- 관절성형(arthroplasty) 및 관절고정술(arthrodesis) : 관절의 회복이 불가능할 때 실시함

1.6 심리적 요소(Psychological factor)

영향	• 환자의 신체적 기능 및 삶의 역할에 심각한 변화가 발생됨 • 약물의 부작용으로 외모에도 영향을 미침 • 죽음 이후와 유사한 심리적(애도) 과정을 경험하게 됨 • 일반적으로 우울증과 거부반응을 가지므로 정서적 지지와 격려가 필요함 • 심리적 스트레스가 질환을 더 악화시키기도 함

※ 염증질환의 단계에 따른 치료 목표들(treatment objectives by stage of inflammatory disease)

단계	증상	목표	치료상의 고려점
급성(acute)	• 통증 • 염증 • 관절의 홍점 • 부드러움 • 뻣뻣함 • 운동제한	• 통증과 염증의 완화 • 관절가동범위 유지 • 힘과 지구력의 유지	• 휴식 시간에 보조기 착용 • 침상휴식 • 약물의 사용 • 통증 지점의 관절가동범위 운동 • 수동적 관절가동범위 운동 • 자세교정 • 인내력 • 지구력
아급성(subacute)	• 염증의 감소 • 분홍색 관절 • 통증 감소 및 부드러움 • 조조 강직	• 통증과 염증의 감소 • 관절가동범위 유지 • 힘과 지구력의 유지	• 낮에는 제한적으로 보조기 착용 • 밤에는 지속적으로 보조기 착용 • 관절보호 • 보조기구 • 물리 치료 요법의 사용 • 능동 관절가동범위 • 등척성 운동 • 적절한 자세 취하기
만성 활동성(chronic active)	• 최소의 염증 • 통증완화 • 부드러움 • 활동성 증가 • 감소된 지구력	• 통증과 염증의 감소 • 관절가동범위 증진 • 힘과 지구력의 증진	• 관절보호 • 필요시 보조기 착용 • 적극적인 관절가동범위 운동 • 수동적 관절가동범위 운동 • 저항운동 • 심혈관 운동 • 기능적 활동 증가
만성 비활동성(chronic inactive)	• 염증 없음 • 낮은 지구력 • 비사용으로 인한 통증 및 뻣뻣함	• 통증감소 • 관절가동범위 증진 또는 유지 • 힘과 지구력의 증진	• 관절보호 • 필요시 보조기 착용 • 적극적인 관절가동범위 운동 • 수동적 관절가동범위 운동 • 저항운동 • 심혈관 운동 • 기능적 활동 증가

1.7 작업치료 중재(Occupational therapy intervention)

- 관절염 환자의 재활은 각 환자의 상태에 따라 다소 차이가 있을 수 있음
- 재활 중재 기간은 주기적으로 몇 달 또는 몇 년 동안 지속될 수 있음
- 질환의 과정은 각 환자에 따라 다양하게 나타남

1. 평가(Evaluation)

개요	의학적 병력 (medical history)	• 의료 기록(medical chart) 또는 의료 기록(medical record)을 통해 획득함 • 간략하게 의학적 병력(medical history)을 기록함
	기능적 능력 (functional abilities)	• 평가에 우선적으로 고려됨
	면접 (interview)	• 초기 면접 내용에는 의학적 병력(medical history)도 들어감 • 손상된 관절의 통증에 대한 내용이 포함됨 • 약물, 기능적 수준, 현재 증상 등의 내용이 포함됨 • '질환에 대해 얼마나 환자가 알고 있는지'가 중요한 내용이 됨
	관찰 (observation)	• 관절에 열, 색(붉은 정도), 부종, 움직일 때의 변형 등이 있는지를 관찰함 • 피부 상태, 관절 비대 등을 관찰함

1) 감각 운동 요소(sensorimotor component)

감각	• 촉각, 통증, 온도, 고유수용성 감각 등을 평가함 • 이상감각(paresthesia)에 대한 기록이 필요함
ROM	• ROM 및 근력은 약물에 의해 영향을 받을 수 있으므로 고려해야 함 • 치료사는 관절의 뻣뻣함, 불안정성, 소리 등에 대해 기록해야 함
MMT	• RA를 가진 환자의 MMT 측정이 불허하는 이유 – 관절의 불안정성 때문 – 근육이 당겨지면서 관절 내부에 변성이 초래될 수 있기 때문 • ROM 끝 부분보다는 통증이 유발되지 않는 범위에서만 실시해야 함 • MMT는 여전히 논쟁의 여지가 많음 – 어떤 전문의들은 손상된 조직을 보호하기 위해, 그리고 관절 내 피해를 예방하기 위해 금해야 한다고 주장함

손의 기능 (hand function)	• 평가 동안 관절에 무리가 가지 않도록 주의해야 함 • 잡기(grasp), 집기(prehension), 패턴(pattern) 등을 평가함 예 관찰(observation), Jebsen hand function test 등
지구력 (physical endurance)	• 관찰을 통해 평가함 • 하루 또는 주 스케줄로 평가함 • 수면부족, 만성통증, 약화(weakness), 디컨디셔닝(deconditioning), 심리적 스트레스 등이 관절염 환자의 지구력을 감소시킬 수 있음
하지 스크리닝 (lower extremity screening)	• 관찰을 통해 하지의 기능을 평가할 수 있음
하지의 근력 (lower extremity strength)	• 환자의 보행 양상, 의자에서 일어설 때 자세 등을 관찰함

2) 기타

인지 및 심리적 요소 (cognitive and psychological component)	• 통증, 수면 부족, 우울증, 집중 시간(attention span), 단기 기억(short term memory), 문제 해결 기술(problem solving skills) 등에 영향을 미칠 수 있음
작업 수행 (occupational performance)	• ADL평가는 타 신체 장애들과 유사함 • 조조강직(morning stiffness), 약물(medication) 스케줄, 활동 인내력(activity tolerance), 적절한 자세잡기(positioning) 등을 고려해야 함

2. 치료 목표(Treatment objective)

전반적 목표	• 통증 및 염증의 감소
일반적 목표	• 관절 안정성(joint stability) 및 근력(strength)의 유지 및 증진 • 신체 지구력(physical endurance)의 유지 • 변형(deformity)의 최소화, 변형의 교정 및 예방 • ADL 수행 능력의 증진 및 유지 • 질환에 대한 정보의 제공 • 신체적, 심리적, 기능적 증진 • 스트레스 관리를 도우며 신체적 장애를 교정(adjustment)

1.8 치료 방법(Treatment methods)

1. 휴식(Rest)

목적	• 염증과 통증을 줄이기 위해 사용됨
적용	• 휴식과 이완(relaxation)은 통증, 스트레스, 우울증으로 이어지는 악순환의 고리를 끊고 자발적 치료 시간을 제공함 • 휴식은 다양하게 제공될 수 있음(하루 중 짧은 낮잠 등으로 침대에서 휴식함) • 각 관절의 휴식은 스플린트(splint) 등 관절 지지를 통해 이루어질 수 있음

2. 자세 유지(Positioning)

목적	• 자세 유지는 변형 양상과 반대가 되며 통증의 감소와 구축을 예방함 • 굽힘 구축(flexion contracture)의 예방이 중요함
적용	• 부목(splint), 자세잡기(positioning) 테크닉 등을 사용

3. 물리적 요법(Physical agent modality)

• 통증 경감을 위해 열(heat), TENS, 생체 되먹임(bio feedback), 냉(cold) 요법 등이 사용됨

열(heat)	• 국소 부위 적용 시 파라핀(paraffin wax treatment), 핫백(moist dry hot pack)이 적용됨 • 가정에서는 따뜻한 샤워나 목욕 등이 추천됨 • 적용 시간은 20분 내로 제한함 – 장시간 적용할 경우 염증과 부종을 초래할 수 있음
냉(cold)	• 통증 경감 및 부종 감소를 위해 사용됨 • 부작용으로 인해 전문지식이 필요함
마사지(massage)	• 근육 연축(spasm)을 감소시키기 위해 사용함 • 혈류의 흐름을 증가시킴
치료적 활동(therapeutic activity) 및 운동(exercise)	• 관절의 기능 향상이 목적이 됨 • 근력 및 지구력을 향상시킬 수 있음 • 운동은 조조강직(morning stiffness)을 감소시킴 • 심폐질환 및 골다공증(osteoporosis)에 대한 위험을 감소시킴 • 수중 프로그램의 실시 – 물의 온도는 83°F(28℃) 정도가 추천됨 – 기능 향상 및 통증 완화에 효과가 있음 – 관절에 스트레스를 줄여주며, 관련된 증상들을 악화시키지 않는 특징이 있음

4. 류마티스 관절염(RA) 중재

급성기(acute)	① 임상적 증상 • 제한된 움직임, 통증, 예민함(tenderness) 등이 있으며, 움직임 시 더 증가됨 • 전반적인 경직(stiffness), 약화(weakness), 따끔거림(tingling) 또는 무딤(numbness), 뜨거움(hot), 붉은 빛의 관절(red joint) 등이 특징임 ② 치료 • 능동 보조(active assistive) 운동, 중력이 제거된(eliminated) 운동 – 통증을 견딜 수 있는 범위 내에서 수행함 • 환자의 기능이 증진될 경우 – 능동운동 및 저항운동으로 진보시켜 나아감 → 운동은 환자가 유연함(limber)을 느끼는(또는 통증이 적은) 시간에 실시해야 함 → 통증감소 약물의 섭취 후 또는 따뜻한 샤워 후 실시함 • 수동 및 능동 ROM 운동 – 하루 두 번 실시를 원칙으로 함 – 신장 없이 통증 지점까지만 실시함 – ROM 손실을 없애기 위해 완전(full) ROM을 적어도 1~2회 수행해야 함 – 여러 번의 시도를 통해 성취되는 것이 바람직함 • 근력 유지를 위한 운동 – 저항이 없는 등척성(isometric) 운동이 수행됨 – 관절의 움직임 없이 하루 1~2회 정도를 수행함 → 6초간 긴장(tension)을 유지함
아급성기 (subacute)	① 임상적 증상 • 제한된 움직임, 따끔거림(tingling)이 남아있음 • 통증, 예민함(tenderness)이 감소됨 – 염증의 감소를 의미함 • 경직(stiffness)은 조조강직(morning stiffness)으로 제한됨 • 관절은 핑크 빛이며 따뜻함(warm) ② 치료 • 부드러운 수동신장(gentle passive stretch)을 동반한 PROM 및 AROM 운동을 시작함 • 등장성(isotonic) 운동이 수행됨 – 관절에 최소의 스트레스만을 제공 • 4~5회의 ROM 운동을 매일 1~2회 정도 실시함 • 등급화된 등척성(graded isometric) 운동을 하루 1회 수행함 – 최대 근력의 3/4 수준으로 1~3회를 반복함

<table>
<tr><td>활동성 만성기
(chronic active)</td><td>① 임상적 증상
• 통증의 감소
• 최소의 염증
• 예민함(tenderness)
• 따끔거림(tingling)
• 지구력(endurance)은 낮으나 활동 인내력(tolerance)은 증가됨
② 치료
• ROM 운동 시 끝(edge of range)에서 신장(stretch)이 수행될 수 있음
• 저항이 있는 등장성(isotonic) 및 등척성(isometric) 운동이 수행될 수 있음
– 관절에 무리(overstress)가 없는 수준까지 할 수 있음
• 지구력 운동
– 이 시기에 가장 중요한 중재
– 심혈관 적성(cardiovascular fitness)을 증진시키기 위해
• 운동 후 통증이 1시간 이상 지속될 경우
– 활동성 강한(vigor) 운동은 반드시 줄여야 함</td></tr>
<tr><td>비활동성 만성기
(chronic inactive)</td><td>① 임상적 증상
• 염증이 사라짐
• 지구력은 낮음
– 통증과 경직(stiffness)으로 인한 비사용(disuse)이 원인이 됨
• 전반적인 기능의 감소가 있음
– 통증에 대한 두려움, 제한된 ROM, 근 위축(muscle atrophy), 구축(contracture) 등으로 인해
② 치료 : 활동성 만성기와 같음
• ROM 운동 시 끝(edge of range)에서 신장이 수행될 수 있음
• 저항이 있는 등장성 및 등척성 운동이 수행될 수 있음
– 관절에 무리가 없는 수준까지 할 수 있음
• 지구력 운동
– 이 시기에 가장 중요함
– 심혈관 적성을 증진시키기 위해
• 운동 후 통증이 1시간 이상 지속될 경우
– 활동성 강한 운동은 반드시 감소시켜야 함</td></tr>
</table>

5. 골관절염(Osteoarthritis, OA) 중재

치료적 활동 및 운동	목적	• 강직(stiffness) 감소가 목적이 됨 • 관절의 안정된 근육들의 근력을 증진시킴 • 유연성(flexibility) 및 근력증진 운동을 실시함
	적용	• 가볍게 걷기, 자전거 타기, 수영 등의 강도 낮은 활동들이 통증 완화 및 기능장애 예방에 효과적임 – 민감하며, 손상이 있고, 염증이 있는 관절의 운동은 피함

1.9 부목의 사용(Splinting)

1. 목적

• 기능(function)을 위해 관절을 지지(support)해 주고, 휴식(rest)을 제공하므로 염증반응을 감소시킴

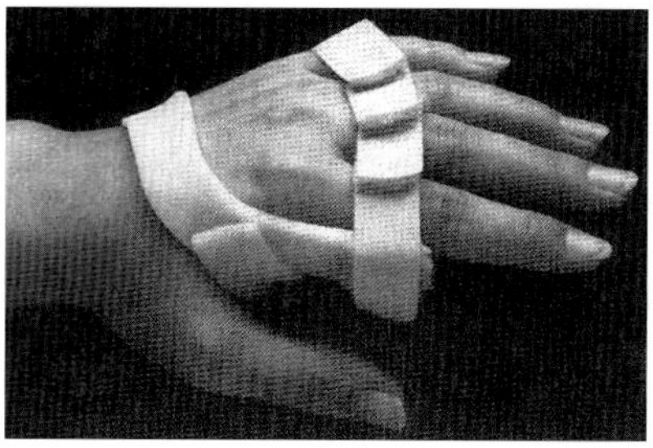

그림 1-17 ulnar drift positioning splint

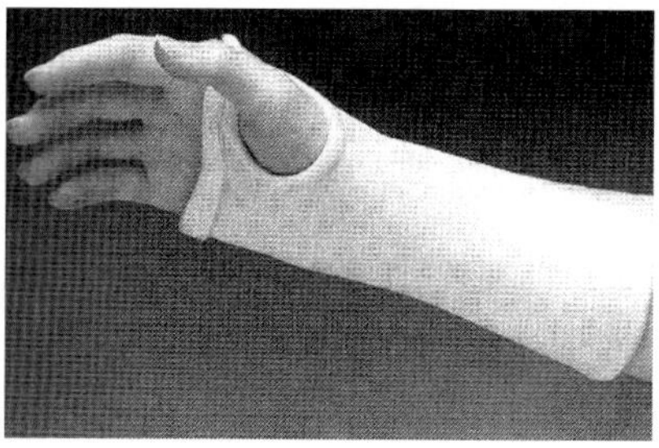

그림 1-18 Cock-up(wrist immobilization) splint

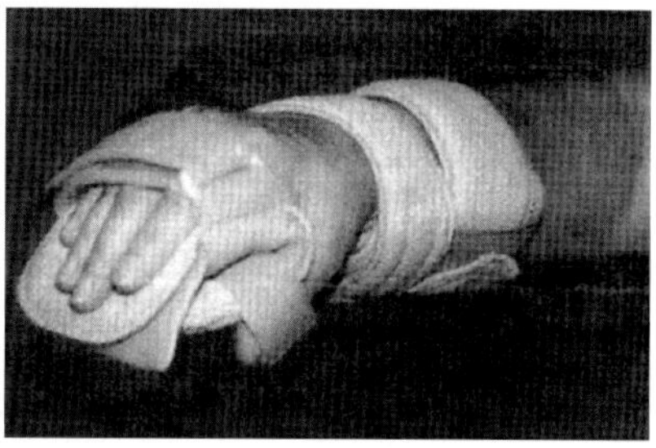

그림 1-19 resting hand(resting pan) splint

2. 적용

1) 대상

- 손목, 손가락, 목, 팔꿈치, 무릎, 발목이 주요 대상이 됨

2) 종류

종류	내용
Resting hand (resting pan) splint	• 손목과 손의 급성기 활액막염(synovitis)에 유용함 • 주요 기능은 손상된 관절에 휴식을 제공함 • 통증감소, 근육 연축(spasm)의 감소, 구축 및 변형예방 등을 위해 사용됨 **적절한 관절의 자세** · 약간의 손목 폄 : 0~20° · PIP 및 DIP 관절의 굽힘 : 10~30° · MP 굽힘 : 20~30° · 엄지의 MP 및 IP 관절 : 약간의 굽힘 · 엄지 : 폄 및 벌림 • 자뼈 편위(ulnardrift) 예방, 엄지의 물갈퀴(webspace) 유지를 도움 • 착용 – 염증이 감소된 후 최소 2주 동안 착용하게 됨 → 처음에는 하루 종일(full time) 착용하며 점차적으로 착용시간을 줄여나감 – 후기(later stage)에는 야간에 착용할 수 있음 → 변형의 예방 및 안락감 제공이 목적이 됨
Cock-up (wrist immobilization) splint	• 손목의 안정성 제공을 위해 사용됨 • 통증 감소를 위해 사용됨 • 기능을 향상시키기 위해 사용됨 • 착용감이 매우 중요한 요소가 됨 • 기타 – 따뜻함으로 인한 효과도 얻을 수 있음 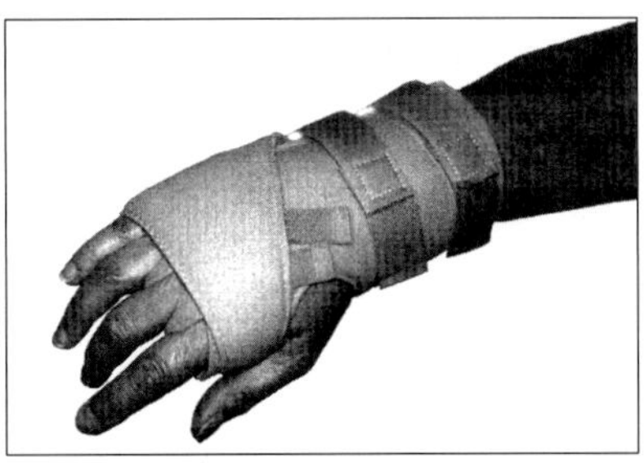 **그림 1-20** wrist & MP splint 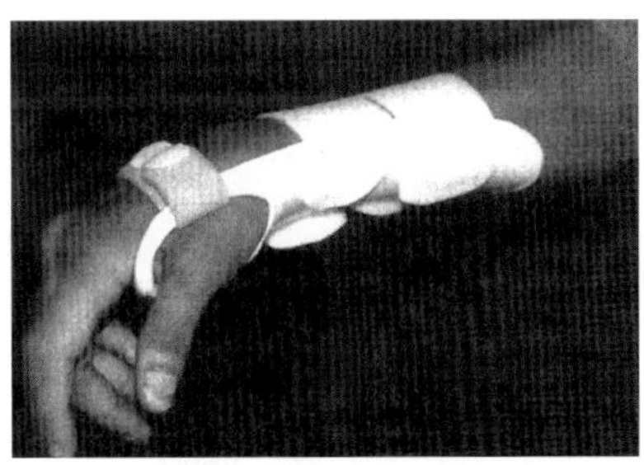 **그림 1-21** wrist splint

<table>
<tr>
<td>MP ulnar deviation splint</td>
<td>• 통증 감소
• 안정성(stability) 제공
• 관절의 정렬(alignment)
• 관절에 발생되는 스트레스 감소
– 통증, 탈골, 변형 등의 발생 위험을 감소시킴
– 자뼈쪽 치우침(‘ulnar drift’)을 예방함
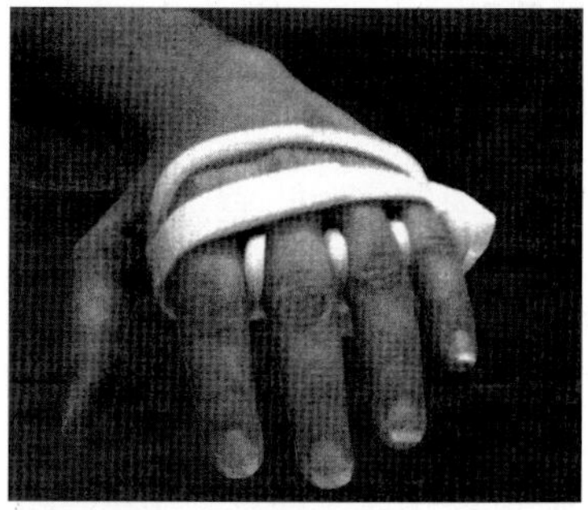
그림 1-22 MP ulnar deviation splint</td>
</tr>
<tr>
<td>Swan neck splint</td>
<td>• 불안정한 IP 관절의 측면(lateral) 안정성을 제공함
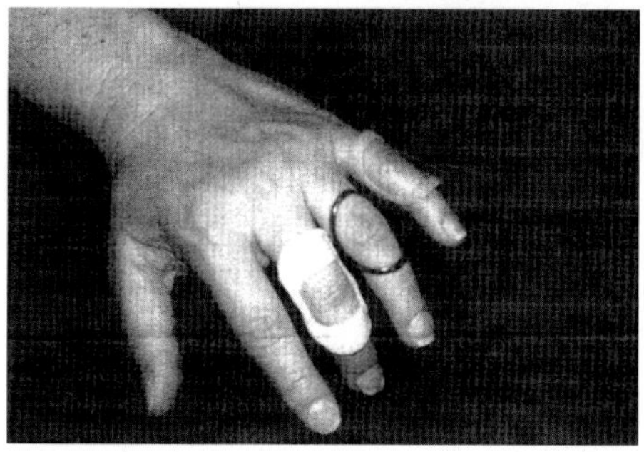
그림 1-23 swan neck 변형예방 스플린트</td>
</tr>
<tr>
<td>Thumb spica (short opponens) splint</td>
<td>• 대립(opposition) 자세를 제공함
• RA 후기에 통증 없이 집기(pinch)를 할 수 있도록 도와줌
• Short thumb spica
– 손목과 IP 관절은 자유로운 움직임을 제공함
– 엄지의 MP 관절 및 CMC 관절에 안정성을 제공함
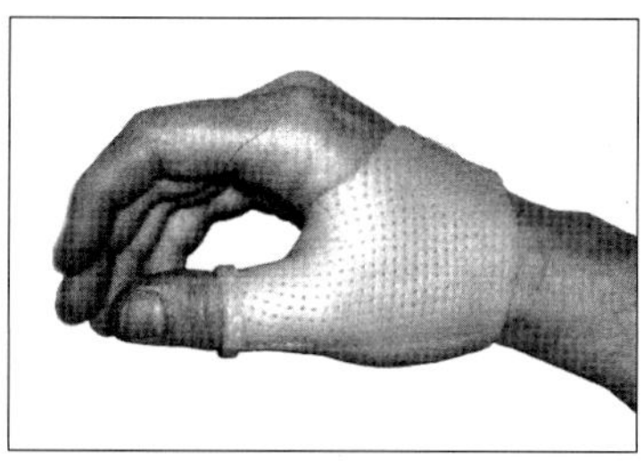
그림 1-24 short thumb spica splint</td>
</tr>
<tr>
<td>기타</td>
<td>• long opponens splint
• dynamic splint
• serial static splint
• silicone lined digital sleeve & pad</td>
</tr>
</table>

3) 강직(stiffness) 발생의 예방

- 정기적인 ROM 운동이 중요함
- 스플린트 또는 다른 보조기를 제거해야 함

※ 류마티스 관절염의 진행에 따른 스플린트 처방
(splinting indications by classification of progression of rheumatoid arthritis)

단계	증상	스플린트
단계 I : 초기	• 골다공증 가능성 있음	• 관절보호, 초기 염증과 통증 감소를 위한 휴식용 보조기
단계 II : 중기	• 골다공증이 있거나 없음 • 연골 밑 뼈 파괴 • 약간의 연골파괴 • 관절변형 없음 • 관절움직임 제한 • 근육위축 존재 • 관절 바깥쪽 연골조직 손상	• 편안함을 제공하기 위한 주간용 보조기 • 관절가동범위를 증가시키는 보조기
단계 III : 심각	• 연골과 뼈 파괴 • 관절변형 • 광범위한 근육수축 • 관절 외 연부조직 손상	• 기능 증진을 위한 주간용 보조기(통증감소, 안정성 제공, 원하지 않는 움직임 제한, 적절한 위치관절) – 자세와 안정감을 제공하기 위한 야간용 보조기
단계 IV : 말기	• III 단계에 대한 기준, 섬유와 뼈의 강직	• 기능 증진을 위한 주간용 보조기(통증감소, 안정성 제공, 원하지 않은 움직임 제한, 적절한 위치관절) – 자세와 안정감을 제공하기 위한 야간용 보조기

1.10 에너지 보존(Energy conservation)

• 에너지 감소에 따른 에너지 보존을 위한 테크닉이 필요함

태도와 감정 (attitudes and emotion)	• 스트레스 상황을 스스로 제거하라. • 긴장감을 만드는 것에 집중하지 않도록 하라. • 눈을 감고 즐거운 장소와 생각들을 시각화하라.
신체 역학 (body mechanics)	• 낮은 곳에 있는 물건을 들어 올릴 때는 무릎을 이용하며, 등을 곧게 유지하라. • 뻗기(reach)를 피하라(reacher 사용). 스트레칭, 구부리기, 옮기기, 오르기(climbing) 등을 피하라. 만약 구부리게 된다면 등을 곧게 유지하라. • 활동 시 적절한 자세를 유지하라. • 가능하다면 일은 앉아서 하라. • 의자에서 일어날 때 의자 가장자리 앞쪽으로 나와서 일어나라. 발을 바닥에 평평하게 두고 의자 바닥 또는 팔걸이를 이용해 앞으로 기울이면서 다리를 뒤로 밀어 곧게 함으로서 일어나라. • 피곤해지기 전에 먼저 쉬거나 멈추어라.
일의 페이스 (work pace)	• 쉬는 시간을 1일 10~12시간 정도로 계획하라(낮잠 또는 밤 수면시간 포함). • 자신만의 장소에서 일하라. • 일주일에 걸쳐 힘든 일을 나누어 배치하라. • 에너지가 가장 많은 시간에 에너지 소비가 높은 일을 하라. • 쉬운 일과 어려운 일을 번갈아가며 하고, 매시간 10~15분간 쉬는 시간을 가져라.
레저 시간 (leisure time)	• 즐거움과 이완(relaxation) 있는 활동을 당신의 하루 일과 속에 배치하라. • 지역 사회에서 이용 가능한 것들을 확인하라.
업무 수행법 (work method)	• 닿기 쉬운 곳에 도구(item)들을 두어라. • 좋은 채광과 적절한 통풍, 그리고 적절한 실내 온도를 유지하라. • 관절 보호 테크닉(joint protection techniques)을 사용하라. • 작업 면은 꼭 맞는 높이를 유지하라.
조직화 (organization)	• 미리 계획하라 : 서두르지 말고 자신을 옥죄지 마라. • 어떤 일들이 정말로 필요한지 결정하라. • 일의 양을 가족, 친구와 같이 나누어라.
시작 방법 (how to begin)	• 하루의 일을 기록(chart)하므로 먼저 계획하라. • 일의 순서를 정하고 그것들을 스케줄로 나누어라. • 에너지 소비 시간 동안 휴식을 가지며 일상에 휴식 시간을 포함시켜라.

1.11 관절 보호(Joint protection)

- 관절염이 있는 관절은 더 많은 손상의 위험이 있음
- 관절보호 기술은 일상생활 동안 사고의 위험을 최소화하기 위해 환자에게 교육함
- RA또는 OA로 인해 손상된 손을 보호해줌

통증에 대한 고려	• 통증은 신체에서 무언가 잘못되었다는 신호임 • 엄지손가락의 법칙(rule) – 스트레스가 많은 활동을 수행한 후 1~2시간 동안 통증이 지속되면 그 활동을 다른 것으로 바꿔주어야 함 • 활동은 여러 단계로 구성된 휴식을 포함해야 함
근력 및 관절 ROM 유지	• 일상의 활동을 통해 각 관절이 최대 가용한 ROM과 근력을 사용하므로 유지함 • 다리미질, 쓸기, 밀대 사용 시 환자는 길게 밀며, 가능한 많은 팔의 사용으로 굽히기와 펴기를 실시함 • 가벼운 물건은 높은 캐비닛에 저장하여 뻗기 시 완전한(full) 어깨의 ROM이 일어나도록 하며, 곧게 유지하며 일어남 • 피곤해지기 전에 먼저 쉬거나 멈춤
손상된 관절에 스트레스가 발생하는 자세 피하기	• 강한 쥐기(tight grip)는 손잡이가 보강된 굵은 손잡이를 사용하므로 피함 • 손잡이가 굵은 단검이나 피자 칼을 사용함 • 버터 칼을 이용하여 종이 우유팩 열기 • 손바닥은 의자에서 일어날 때(손가락이 아닌 손바닥으로 밀면서) 사용함 • 강한 쥐기(tight pinch), 짜기, 비틀기는 피함 • 먼지 털이 장갑은 먼지 털이 동안 손가락의 폄(finger extension)을 도울 수 있음 • 스펀지나 걸레는 평평하게 펴서 짜거나 손바닥 사이에 넣어 짜기를 수행함 • 용기의 뚜껑(screw-top jar)은 손바닥을 용기 뚜껑에 밀착하므로 열 수 있음 • 척골 쪽 드리프트 변형(ulnar drift deformities)의 방지를 위해 용기의 뚜껑을 열 때는 오른손으로, 닫을 때는 왼손을 사용함 • 휘저을 때(stirring) 오른손 사용의 경우는 스푼을 시계반대방향으로, 왼손 사용의 경우에는 시계방향으로 젓는 것이 바람직함 • 손이나 손가락을 이용하여 턱을 지지하지 않도록 함 • 머그컵을 잡을 때는 손가락을 사용하지 않음
장시간 동안 한 자세를 유지하는 것 피하기	• 장시간 동안 한 자세를 유지하는 것을 피함 • 책 쥐기는 책 스탠드(book stand)를 사용함 • 휘젓기 시 그릇 고정을 위해 서랍을 열어 넣거나 고무 매트를 이용함 • 환자가 통증과 피로를 느낄 때 끝낼 수 없는 활동들은 시작하지 말아야 함

가장 강한 관절과 사용 가능한 근육들 이용하기	• 가장 강한 관절과 사용 가능한 근육들 이용함 • 큰 관절의 사용은 작은 관절의 스트레스를 줄여줌 • 손에 가방을 들기 보다는 어깨에 메기를 추천함 • 양어깨에는 같은 무게로 균형을 잡거나, 자주 두 어깨로 번갈아가며 들어줌 • 문을 손으로 열기보다는 팔의 측면을 이용하여 열기 • 서랍에 가죽 고리 끈을 달아 아래팔을 이용하여 열기 • 손가락 대신 손바닥을 사용해 커피 잔 들기 • 계단을 올라갈 때 좀 더 강한 다리로 내려갈 때는 약한 다리로 먼저 디디기 • 체중을 적절히 유지하여 체중을 지지하는 관절에 스트레스를 예방하기
여러 관절에 업무량 분산시키기	• 여러 관절에 업무량 분산시키기 • 컵, 접시 주전자, 팬 등을 들 때는 양 손바닥을 이용하기 • 뜨거운 접시 운반 시 오븐 장갑을 사용하기 • 무거운 물건을 신체에 가까이 붙여 운반하기 • 손을 대신해 팔을 이용하여 안기 • 들고 나르기 대신에 선반 위로 사물을 밀어 이동하기 • 손목 스플린트(wrist splint)를 착용하므로 스트레스 감소시키기

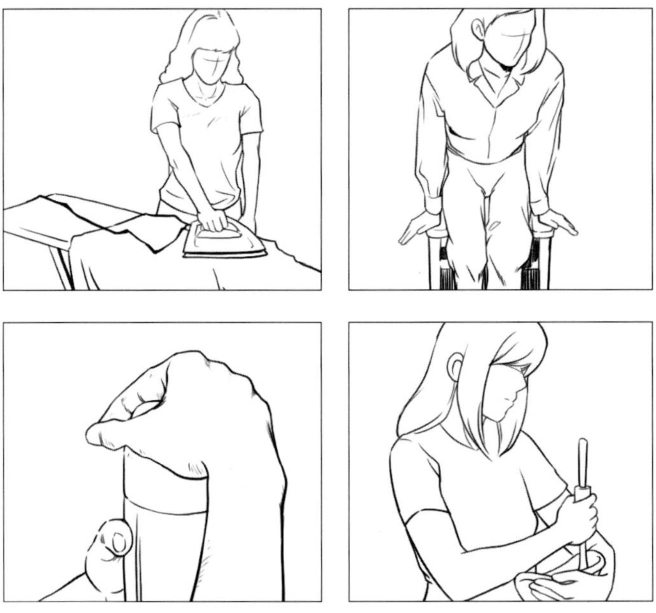

그림 1-25 관절보호 방법의 사례

1.12 보조 도구(Assistive devices)

※ 관절염에 일반적으로 사용하는 보조도구(commonly used assistive devices for arthritis)

활동	보조기구
옷 입기 (dressing)	• 옷 입기 스틱(dressing stick) • 구두주걱(shoe horn) • 양말 신기 보조도구(sock aid) • 단추걸이(button hook) • 지퍼 채우기(zipper pull) • 탄력 신발 끈(elastic shoelaces)
목욕 (bathing)	• 손으로 잡고 사용하는 샤워 호스(hand-held shower hose) • 목욕 의자(bath bench) 손잡이 바(grab bars) • 손잡이 스펀지(long-handled sponge),
화장실 (toileting)	• 높은 변기 시트(raised toilet seat) • 손잡이(grab bars) • 손잡이가 연장된 뒤처리 위생도구(extended perineal hygiene aid)
위생과 몸치장 (hygiene and grooming)	• 손잡이가 두껍거나 긴 칫솔(buit-up or extended-handle toothbrush) • 흡착형 틀니 솔(suction denture brush) • 손잡이가 긴 머리빗(extended-handle hairbrush or comb) • 흡착형 손톱 솔(suction nail brush), 고정된 손톱깎이(mounted nail clipper)
먹기 (feeding)	• 손잡이가 두껍거나 긴 주방도구(built-up or extended-handle utensils) • 가벼운 T형 손잡이 컵(lightweight T-handled mug)
식사준비 (meal preparation)	• 전동 캔따개와 병따개(electric can and jar openers) • 변형된 도마(adapted cutting board) • 손잡이가 두꺼운 주방도구(utensils with built-up handles) • 인간공학적인 직각 칼(ergonomic right-angled knives) • 바퀴가 있는 운반용 수레(rolling utility cart) • 막대형 스토브 손잡이(knob turner for stove) • 리처(reacher)
기타 (miscellaneous)	• 막대형 문고리(doorknob levers) • 손잡이가 두껍거나 긴 키홀더(built-up or extended key holder) • 손잡이가 긴 쓰레받기(extended-handle dust pan) • 손잡이가 두꺼운 펜(built-up pen) • 스프링 달린 가위(loop or spring-loaded scissors) • 스피커 폰(speaker phone)

※ Assistive devices

문제(problem)	원칙(principles)	예(examples)
ROM 감소	• 물건의 손잡이 길게 만들기 • 쉽게 닿는 곳에 사물 정리하기	• 리처(reacher), 긴 구두주걱, 긴 자루걸레, 돌림식 수납장(space saver), 수납걸이
손상된 쥐기	• 손잡이 둘레를 확대하기	• 보강된 손잡이(built-up handle), 큰 펜, U 커프(universal cuff), stocking aids
불안정성 (Instability)	• 안전을 위해 사물을 고정 시키거나 지지(support)를 제공함	• 미끄럼 방지 매트(non-skid mats), 고정된 솔(suction brushes), 손잡이(hand rails), grab bars
감소된 에너지	• 수행의 용이함을 촉진함	• 가벼운 도구, 전동 도구, zim jar opener
관절변형의 가능성	• 지렛대 원리 사용을 증가시킴 • 정적(static) 쥐기 또는 장시간 쥐기를 예방함	• 수도꼭지 손잡이의 신장, 변형된 키(adapted key holder), MCP 관절을 사용한 야채 껍질 벗기기 도구 • 책 스탠드(book stand), 그릇 고정대(bowl holder)
감소된 근력	• 작업 높이를 수정함 • 침대 또는 의자에서 보다 쉽게 일어날 수 있도록 높이를 올림	• 높은 변기 시트(rasied toilet seat)

1.13 치료 시 주의 사항(Precaution)

치료 시 주의 사항	• 피로를 피하라! • 통증을 고려하라! • 정적이고, 스트레스가 있으며, 저항이 있는 활동을 피하라! • 열(heat) 적용은 20분으로 제한하라! • 저항운동 사용 시 주의를 기울이며, 안정적이지 못한(unstable) 관절은 절대로 사용하지 마시오! • 감각 손상에 대해 인식하라!

1.14 환자 및 가족 교육

- 환자와 가족에게 질병 및 증상들을 교육함
- 의사 및 간호사는 약물치료가 어떻게 되는지를 설명함
- 작업치료사는 질병 진행에 대비한 조정을 교육함
- 퇴행성관절염의 교육 목적
  - 환자가 스스로 장기적인 관리를 할 수 있도록 해야 함
  - OA가 관절에 어떻게 영향을 미치는지에 대한 이해
  - 관절보호(joint protection) 원리에 대한 이해

1. 관절 보호 및 피로 관리

관절보호의 목적	• 약한 관절에 부하를 감소시켜 줌 • 현재의 완전한 관절구조의 보존을 돕기 위해 전략을 개발함 • 활동 중 관절 통증을 완화하고 국부염증을 줄여 줌
통증 예방	• 류마티스 관절염의 통증 – 염증이 진행되는 동안 지속됨 – 인대를 무리하게 사용하거나 관절 공간을 압박하는 동작을 취할 때 나타남 – 염증이 진행되는 동안은 휴식 시에도 통증이 나타남 • 통증 예방 – 활동의 감소 → 통증을 예방하고 염증을 감소시킬 수 있음 – 만성 단계에서는 악화시키는 자세와 활발한 활동들을 피해야 함 • 퇴행성관절염의 통증 – 해당 관절을 무리하게 사용할 경우에 나타남
근력 및 관절 가동범위의 유지	① 류마티스 관절염 • 급성 관절염 증세가 나타날 때 범위가 제한됨 • 관절 보호를 위해 통증이 없는 부드러운 ROM 운동을 실시해야 함 • 정상 ROM 초과 시에는 압박이 상승되고 통증을 악화될 수 있음 ② 골관절염 • 불안정한 관절을 강화시켜야 함 – 안정성이 증가됨 – 통증을 줄일 수 있음

힘과 변형 유발 자세 피하기	• 질병의 정도에 따라 관절을 위험에 직면하게 할 수 있음 – 변형을 촉진시킬 수 있는 외부 및 내부의 힘들을 피해야 함 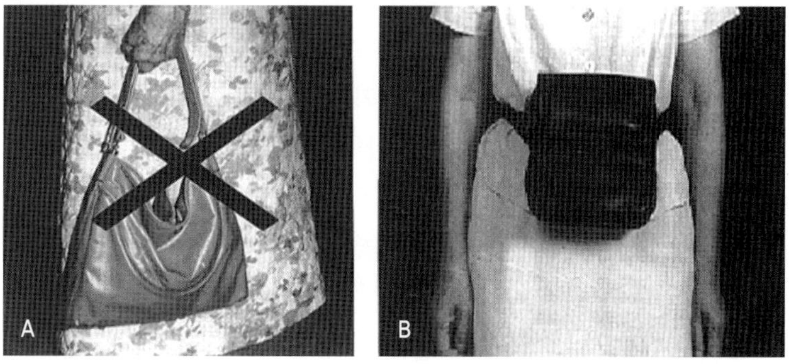 **그림 1-26** A는 피해야 하는 가방 들기 방법이며, B는 올바른 방법임
가장 크고 강한 관절의 사용	• 강하고 큰 관절을 사용하여 작업을 해야 함 – 척추를 구부리는 대신 엉덩이와 무릎을 사용하여 바닥의 물체를 들어올리기 – 가장 기본적인 관절보호 원칙임
움직임의 패턴 확인하기	• 부정확한 패턴을 사용할 경우 – 통증, 건초염, 변형, 근육 불균형, 습관 등의 결과를 초래할 수 있음
정적 자세 취하기의 문제점	• 긴 시간의 정적 자세들은 근육 피로, 골관절염을 초래할 수 있음 – 정적 자세 후에 굳어지거나 뻣뻣함으로 불편을 겪는 경향이 있음 • 피로한 근육들은 관절에 안정성을 제공하기 어려움 • 활동 시 관련된 관절들의 휴식이 필요함 – 관절 주변의 근육들이 피곤하게 되면 관절을 안정시키는데 어려움이 있음 • 장시간 활동 – 자세를 변경하거나 휴식을 취해야 함 – 능동 ROM 운동이 수행되어야 함
개인의 능력을 넘는 활동	• 이 원리를 위해 먼저 계획이 필요함 • 익숙하지 않은 과제를 수행할 때 발생될 수 있음 • 손상된 관절 주위의 근육 – 어설픈 패턴을 유발할 수 있음 – 휴식이 불가능할 때는 통증이 증가될 수 있음
휴식과 활동의 균형	• 류마티스 관절염 환자들은 다른 사람들에 비해 많은 휴식이 요구됨 • 활동과 휴식 사이의 균형이 잘 계획되어야 함 – 자가 모니터링이 필요함

<table>
<tr><td>저항의 감소</td><td>① 저항운동 또는 강한 노력의 영향
• 조직의 파괴나 통증을 유발할 수 있음
• 관절에 다양한 문제를 만들 수 있음
• 문제 있는 손가락 관절에 지나친 압박을 줄 수 있음
• 손목에 압박을 증가시킬 수 있음
– 강하게 쥐는 동작을 피해야 함
② 저항을 감소시키는 방법
• 손과 손목관절을 사용하기보다는 가벼운 요리 도구나 병따개 등의 보조도구를 사용함
• 간단한 작업 방법을 선택함
예) 부엌에서 반복적으로 물건들을 이리저리 옮기는 것보다 롤링 카트를 이용해 한 번에 옮김
③ 기타
• 자뼈를 향해 손허리손가락관절(MCP)을 미는 저항성 활동은 피해야 함
• 환자의 관절과 고유 수용성 감각의 역할에 대해 이해해야 함
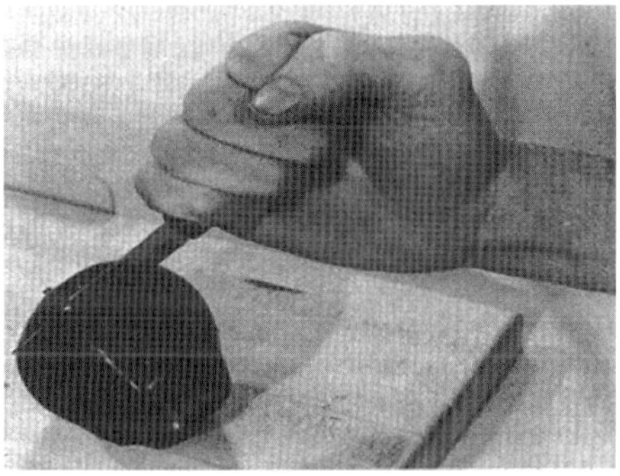
그림 1-27 노뼈쪽으로 힘을 주어 자르기 : RA 환자에게 추천되는 방법</td></tr>
<tr><td>피로관리</td><td>• 피로의 원인
– 다차원적이며 생리학적, 행동적, 그리고 환경적 요인을 포함함
• 일상생활 중 통증과 불편함이 시작되면 활동을 중단하고 관절을 쉬게 해야 함</td></tr>
</table>

2. 관절 가동성의 유지

<table>
<tr>
<td>개요</td>
<td>
• 류마티스 관절염 환자들은 공통적으로 염증이나 관절 파괴, 약화, 제한된 사용 때문에 관절가동범위가 제한됨
• 관절에 염증이 생기는 급성기 동안 관절 운동은 최소 하루 한 번씩 완전한 ROM 운동으로 유지해야 함
• 관절의 염증이 진정되면 부드럽고 조절된 스트레칭을 실시하면서 관절가동범위를 증가의 효과가 있음
<table>
<tr>
<td>관절가동범위 운동에 대한 일반적 지침</td>
<td>
• 뻣뻣함과 통증이 가장 적은 시간에 운동해야 함
• 운동 전후 따뜻한 물로 목욕을 하거나 또는 뜨거운 물이나 찬물로 씻어야 함
• 조조강직을 감소시키기 위해 저녁에 부드러운 관절가동범위 운동을 수행하고, 아침에는 가벼운 운동을 수행함
• 운동 중 또는 운동 후에 관절의 통증이 증가되면 운동을 수정함
• 부드러운 스트레칭을 위해 막대 운동 같은 자기-보조 기술을 사용함
• 관절에 염증이 있는 경우 반복 운동을 감소시켜야 함
</td>
</tr>
</table>
</td>
</tr>
<tr>
<td>시행방법</td>
<td>
※ Cordery와 Rocchi의 관절보호 원칙들
<table>
<tr>
<td>관절보호 원칙</td>
<td>
• 통증의 신호가 있으면 활동을 멈추어라
• 근력 및 관절의 ROM을 유지하라
• 가장 안정된 해부학적, 기능적 수준으로 각 관절을 사용하라
• 각 관절의 방향에서 힘과 변형을 유발하는 자세를 피하라
• 사용 가능한 가장 크고, 강한 관절을 사용하여 작업하라
• 움직임의 정확한 패턴을 확인하라
• 한 자세로 장시간 머무는 것을 피하라
• 개인의 능력범위를 넘는 활동인 경우 즉시 중단할 수 없다면 활동을 시작하지 마라
• 휴식과 활동의 균형을 맞춰라
• 힘을 감소시켜라
</td>
</tr>
</table>
</td>
</tr>
</table>

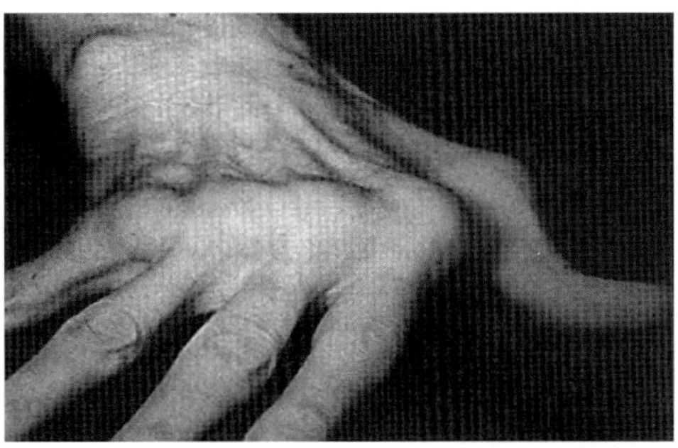

그림 1-28 손허리손가락관절의 자뼈편위와 부분탈구

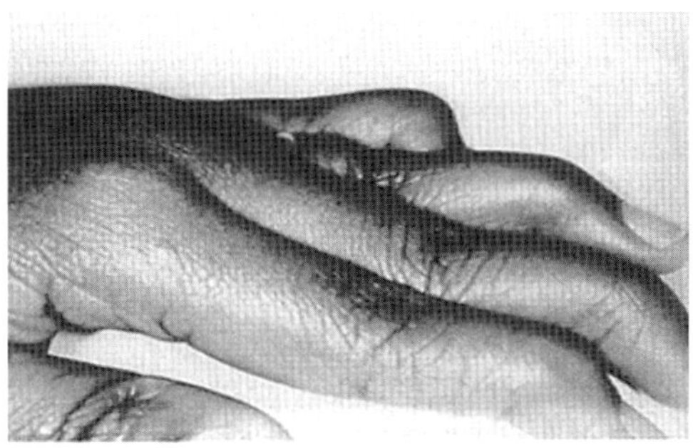

그림 1-29 백조목 기형
몸쪽손가락뼈사이관절의 과다폄과 먼쪽손가락뼈

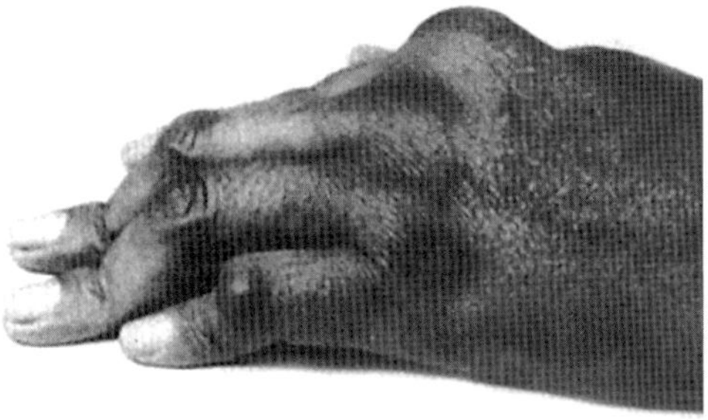

그림 1-30 보우토니어(Boutonniere) 변형

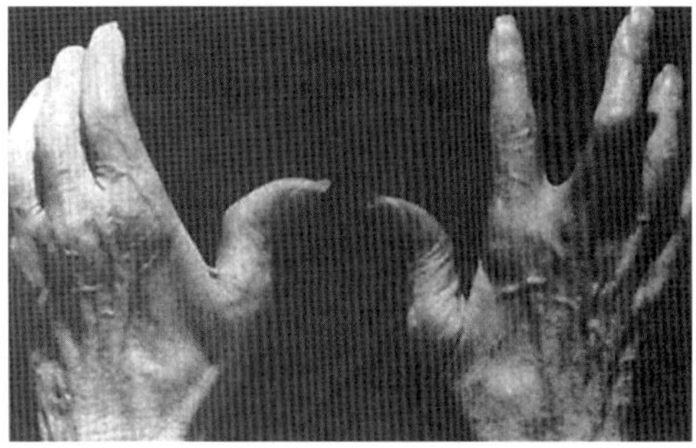

그림 1-31 Nalebuff 유형I의 엄지손가락 변형

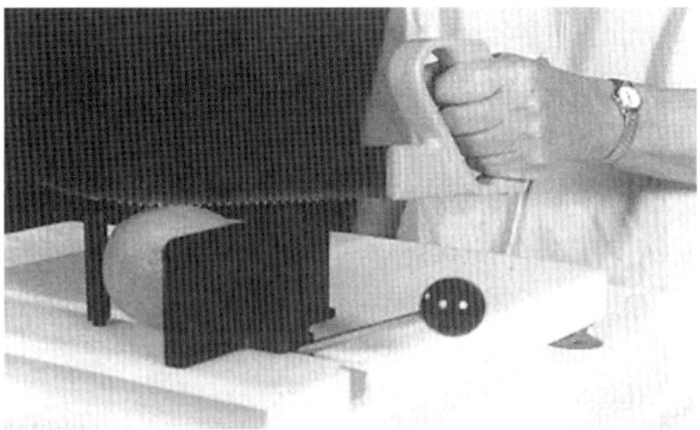

그림 1-32 야채는 큰 못이 있는 절단보드에서 각이 있는 칼로 절단한다.

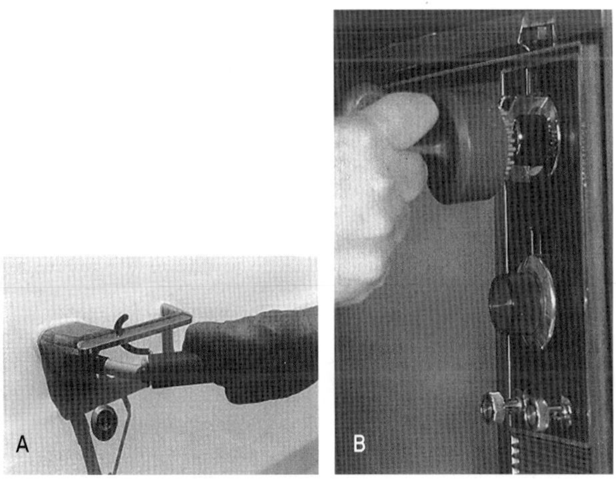

그림 1-33 차문 여는 도구(A), 돌리는 다목적 손잡이(B)

S.U.M.M.A.R.Y

1. 류마티스 관절염(RA : Rheumatoid Arthritis)

1) 특징

(1) 만성적이며 자가 면역체계 질환
(2) 관절 내 염증 반응이 있음
(3) 일반적으로 다(多) 관절염
(4) 수면 후 강직

2) 임상적 증상

(1) 피로, 식욕 상실, 전반적인 통증 또는 뻣뻣함, 체중 감소, morning stiffness
(2) 관절이 따뜻하고, 붓고, 민감하고 붉어짐
(3) 움직이기 어렵고 통증이 있음
(4) 주로 손목, 손, 손가락 등 작은 관절을 침범

3) 상지 및 손의 변형

(1) 백조목 변형(Swan neck deformity)
① 중수손가락(MP, MCP : metacarpophalangeal) 관절 : 굽힘(flexion contracture)
② 근위지절간(PIP : proximal interphalangeal) 관절 : 과도한 폄(hyperextension)
③ 원위지절간(DIP : distal interphalangeal) 관절 : 굽힘(flexion)

(2) 단춧구멍 변형(Bouttoniere deformity)
① PIP 관절의 굽힘
② DIP 관절의 과도한 폄(hyper extension)
③ 손목 관절(wrist), MP 관절, PIP 관절에 활액막염(synovitis)이 발생할 때 폄힘줄(extensor tendon)의 central slip을 손상시킴

2. 골 관절염(OA : Osteoarthritis)

1) 특징

(1) 많은 사용(wear and tear)으로 인한 퇴행성관절염
(2) 관절의 통증과 강직(stiffness)이 특징
(3) 증상이 점진적으로 악화됨
(4) 자가 면역계 질환이 아니므로 염증 반응 없음
(5) 나이가 많을수록 발병률 높음
(6) 주로 무릎(knee)관절, 엉덩(hip)관절에 발생

2) 임상적 증상(clinical feature)

(1) 관절에 통증
(2) 뻣뻣함(stiffness)
(3) 움직임의 제한

(4) 일반적으로 작은 운동에도 통증이 발생
(5) 관절이 부풀어 비대해짐

3. 작업치료

1) MMT(manual muscle test) 평가

(1) RA를 가진 환자의 MMT가 불가능한 이유
(2) 관절의 불안정성
(3) 근육이 당겨지면서 관절 내부에 변성을 초래할 수 있음

2) 치료 목표(treatment objective)

- 전반적 치료 목표는 통증 및 염증 감소

3) 류마티스 관절염(RA)

(1) 급성기(acute)

① 수동 및 능동 ROM 운동은 하루 두 번 실시
② ROM 손실(loss)을 없애기 위해 완전한(full) ROM이 적어도 1～2회 수행되어야 함
③ 근력 유지를 위한 운동

- 저항이 없는 등척성(isometric)이 수행됨

(2) 아급성기(subacute)

- 등장성(isotonic) 운동이 수행

(3) 만성기(chronic)

① ROM 운동 시 끝(edge of range)에서 신장(stretch)이 수행될 수 있음
② 저항이 있는 등장성(isotonic) 및 등척성(isometric) 운동이 수행될 수 있음
③ 지구력 운동 : 이 시기에 가장 중요함

4) 치료 시 주의 사항(precaution)

(1) 피로를 피하라!
(2) 통증을 고려하라!
(3) 정적이고, 스트레스가 있으며, 저항이 있는 활동은 피하라!
(4) 열(heat)의 적용은 20분으로 제한하라!
(5) 저항 운동 사용 시 주의를 기울이며 안정적이지 못한 관절은 절대로 사용하지 마시오!
(6) 감각 손상에 대해 인식하라!

OCCUPATIONAL THERAPY

2

C·H·A·P·T·E·R

수부 및 상지 손상 (Hand & upper extremity injury)

꼭! 알고 넘어가기!!

- 상지 관련 평가의 종류와 목적을 이해해야 한다.
- 손의 말초신경 손상 시 발생하는 임상적 특징과 관련 근육이 국가고시에 빈번히 출제되고 있다.
- 수부치료와 관련된 스플린트를 묻는 문제들이 빈번히 출제되고 있다.

2.1 개요

1. 치료사의 관찰

관찰	• 치료사는 전반적인 외관을 관찰해야 함 – 목 부위(cervical)와 어깨 부위의 자세 – 피부의 상태(skin condition) – 단순한 양쪽(bilateral) ADL 수행 수준

2. 수부치료

- 물리치료와 작업치료 분야 모두에서 특수한 분야가 됨
- 전문적인 지식이 필요하며 잘 훈련된 치료사만이 좋은 테크닉을 제공할 수 있음

2.2 신체 평가(Physical asessment)

1. 어깨관절 운동 제한(Limited movement in the shoulder)

1) 충돌평가(Impingement test) = 니어평가(Neer test)

목적 및 방법	• 위팔뼈의 큰결절(greater tuberosity)과 어깨뼈(scapula)의 봉우리면(acrominal surface)이 서로 충돌하는지를 보기 위해 환자의 팔을 수동적으로 끝까지 올림
반응	• 환자의 얼굴에 통증이 나타나면 양성반응

대체 평가	• 호킨스(Hawkins) – 케네디(Kennedy) 검사 – 어깨 관절과 팔꿉 관절을 90도 굽힘시키고 어깨의 안쪽 돌림을 유도함 – 통증을 호소하면 양성반응

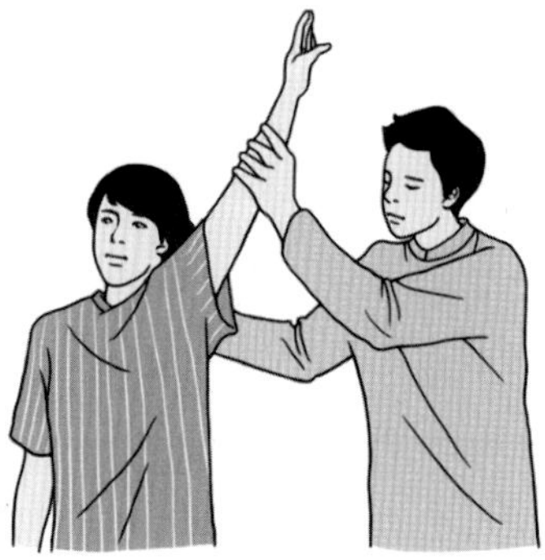

그림 2-1 Impingement test

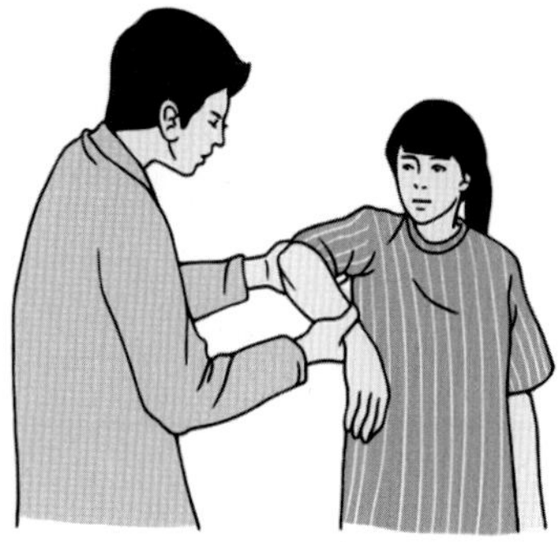

그림 2-2 호킨스 검사

2) Drop arm test

목적 및 방법	• 가시위근(supraspinatus)의 파열 여부를 확인하기 위해 • 환자의 팔을 90° 벌림시키고, 손바닥을 아래로 향하게 함 • 팔을 아래로 내리도록 요구함
반응	• 팔을 천천히 내리지 못하거나 어깨에 통증이 나타나면 양성반응

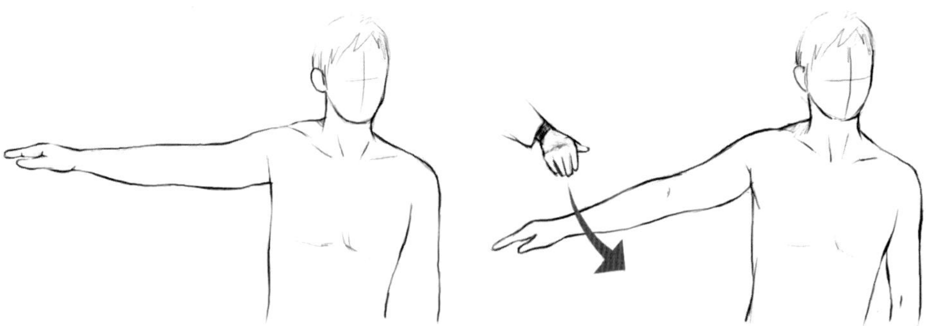

그림 2-3 Drop arm test

※ 돌림띠 손상 평가(test for rotator cuff tearing)

평가명	평가방법	결과해석
니어 충돌징후 (Neer impingement sign)	• 검사자의 어깨를 안쪽으로 돌리고(internal rotation) 어깨관절을 굽힘	• 통증을 호소하면 양성반응 • 위팔두갈래근, 가시위근에서 충돌 또는 압박이 있음을 의미함
호킨스 검사 (Hawkins test)	• 어깨관절 및 팔꿉관절을 90도 굽힘시킨 상태에서 어깨관절을 안쪽돌림 방향으로 회전시킴	• 통증을 호소하면 양성반응 • 위팔두갈래근에서 충돌 또는 압박이 있음을 의미함
깡통비우기 검사 (Empty can test)	• 어깨관절을 45도 굽힘 시킨 후 안쪽돌림을 만듦 – 엄지손가락이 바닥을 향하도록 함 • 치료사가 양쪽 손목을 잡은 후 아랫방향으로 저항을 제공함 – 어깨벌림근에 저항을 제공함	• 가시위근(supraspinatus)의 힘줄 파열을 확인할 수 있음 • 같은 방법으로 90도에서 시행할 경우 통증이 발생된다면 윤활주머니의 염증을 의심할 수 있음
	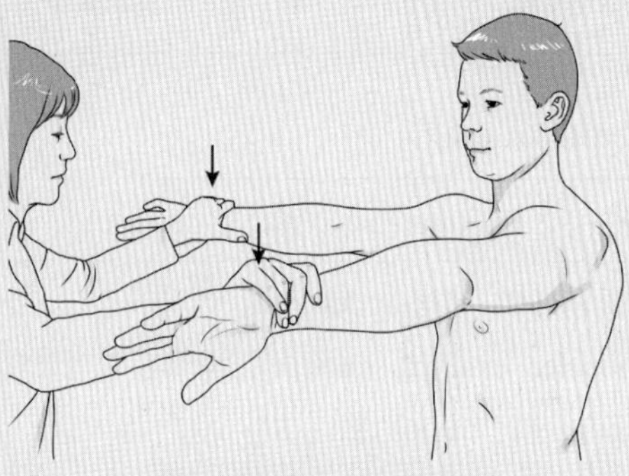 **그림 2-4** 깡통비우기 검사	
팔 떨어뜨리기 검사 (Drop arm test)	• 어깨관절을 90도 벌리게 함 • 환자에게 천천히 팔을 내리라고 지시함	• 팔을 천천히 내리지 못하면 양성 반응 – 옆으로 팔을 떨어뜨림 • 가시위근의 파열 여부를 확인할 수 있음
위팔두갈래근 스피드 검사 (Biceps speed test)	• 어깨관절 90도 굽힘, 팔꿉관절 폄, 아래팔 뒤침 자세를 만듦 • 손목 부위에 저항을 제공함 – 아랫방향으로 제공	• 위팔두갈래근의 구(groove)에 통증이 발생하면 양성반응
	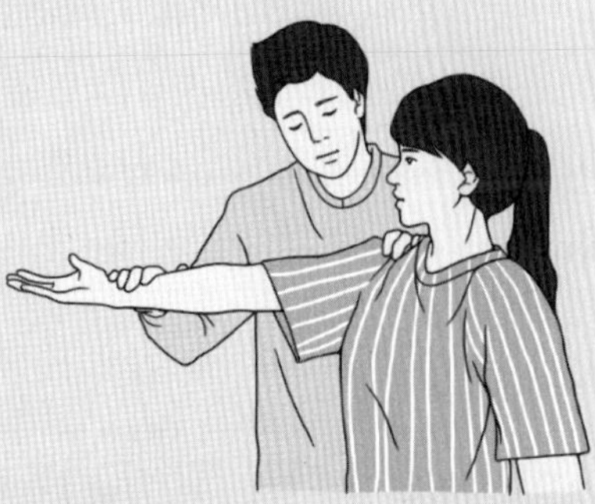 **그림 2-5** 위팔두갈래근 스피드 검사	

2. 말초신경 평가(Assessment of peripheral nerve status)

1) 종류

(1) 에드손 테스트(Adson test)

목적	• 가슴문증후군(thoracic outlet syndrome)을 검사함	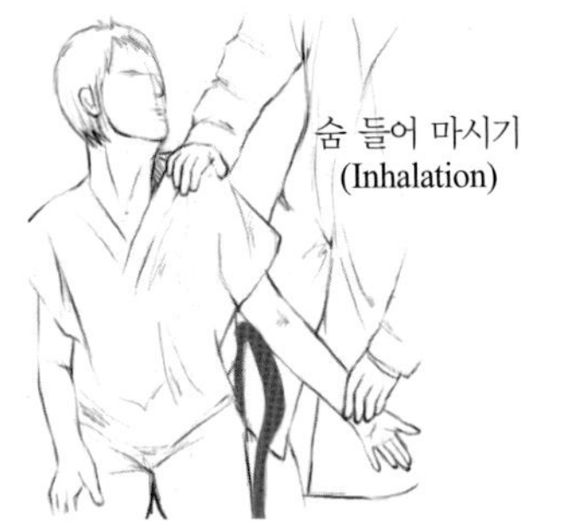 그림 2-6 Adson maneuver
방법	• 팔의 맥박(radial pulse)을 촉진(palpate)함 • 환자는 평가 받는 팔의 방향으로 고개를 돌리고, 머리는 폄 시키고, 깊게 숨을 들어마심 • 어깨관절의 폄, 벌림, 바깥 돌림	
반응	• 목을 돌릴 때 맥박(plus rate)이 사라지거나 느려지면 양성반응	

(2) 루스 테스트(Roos test)

목적	• 가슴문증후군(thoracic outlet syndrome)을 검사함	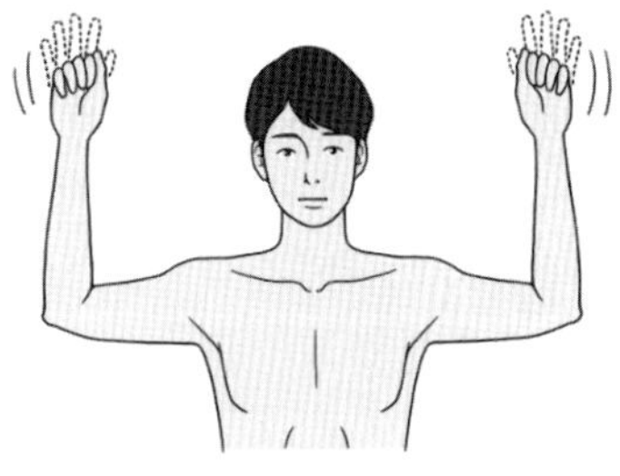 그림 2-7 Roos test
방법	• 양팔의 90° 벌림(abduction), 어깨관절의 바깥돌림(shoulder external rotation), 팔꿉관절의 90° 굽힘(elbow 90° flexion)으로 3분 동안 유지함 • 손은 쥐기와 펴기를 천천히 반복함(15회 정도)	
반응	• 3분 동안 이 자세를 유지할 수 없을 경우는 양성반응 • 가슴문증후군 증상이 나타날 경우에는 양성반응	

(3) Upper limb tension test(brachial plexus tension)

목적	• 팔 신경얼기(brachial plexus)의 당겨짐(tension stress)을 검사함
방법	• 환자는 바로누운(supine) 자세를 유지하고 평가자가 환자의 팔을 관상면(coronal plane) 뒤쪽으로 벌림 및 바깥돌림 자세를 만듦
반응	• 팔오금(cubital fossa)에 통증이나 당겨짐 증상이 나타나거나 엄지 및 노뼈쪽 손가락에 이상감각(tingling)이 나타나면 양성반응

(4) 티넬 검사(Tinel's sign)

방법 및 목적	• 신경(nerve course)을 따라 천천히, 가볍게 두드리며(tapping) 검사함 • 먼쪽에서 몸쪽으로 이동하며 찌릿한(tingling) 감각을 유도함

방법 및 목적	• 찌릿한 감각이 시작되는 부위가 신경압박(nerve compression)이 있는 재생 부위임 • 신경수술 후에 활용됨 또는 신경압박 유무를 확인하기 위해 사용함 • 감각신경 수초(sensory axon)의 성장범위를 가늠하기 위해 사용함
반응	• 찌릿한 감각이 시작되는 부위는 신경압박(nerve compression)이 발생하는 부위가 됨 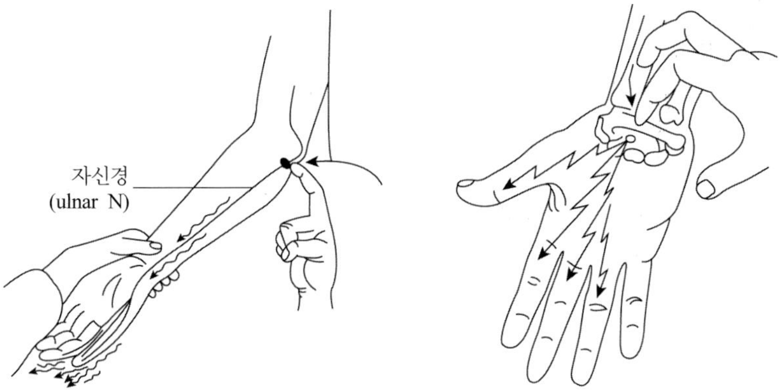 **그림 2-8** Tinel's Sign

(5) **팔렌 검사**(Phalen's test)

방법	• 손등을 서로 반대로 맞대고 손목을 완전 굽힘(full flexion)시킴 • 1분 동안 유지함	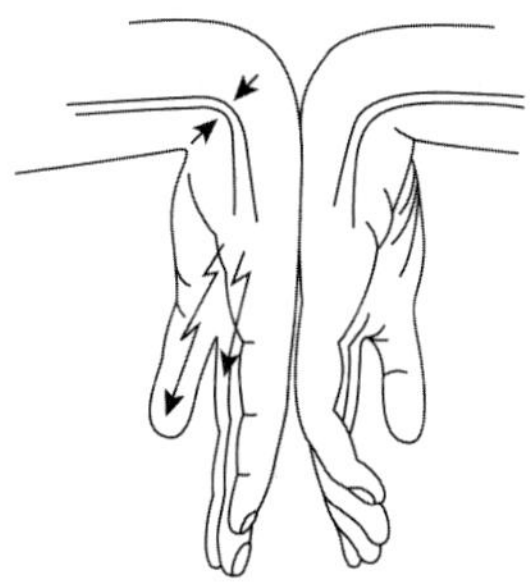 **그림 2-9** Phalen's test
반응	• 정중신경(median nerve)의 감각분포 부위(엄지, 검지, 중지, 약지의 1/2)에 1분 이내에 찌릿한(tingling) 느낌이 발생하면 양성반응	
기타	• 역(revers) 팔렌 검사는 기도하는 손 모양을 1분간 취함 – 양성반응은 팔렌 검사와 동일함	

(6) **손목 압박 검사**(Carpal compression test)

방법	• 평가자는 수근굴(carpal turner)을 지나는 정중신경(median nerve)을 30초간 압박함
반응	• 정중신경 분포 부위에 찌릿한 느낌(tingling sense)이 발생하면 양성반응
기타	• 손목굽힘과 압박을 동시에 제공할 경우(20초 적용), 보다 민감한 결과를 얻을 수 있음

(7) 팔꿉 굽힘 검사(Elbow flexion test)

방법	• 팔꿈치터널증후군(cubital tunnel syndrome)을 위한 스크리닝(screening)이 목적(자신경 압박) • 환자에게 3~5분 동안 팔꿈치의 완전 굽힘(full flexion)과 손목의 완전 폄(full extension)을 요구함
반응	• 아래팔과 손의 자신경 분포 부위에 찌릿한 느낌이 발생하면 양성반응

(8) 말초 신경 퀵 테스트(quick tests for motor function in the peripheral nerves)

<table>
<tr><td rowspan="3">자신경
(ulnar nerve)</td><td>프로멘츠 테스트
(Froment's sign)</td><td>• 환자에게 엄지와 검지 손가락 사이에 종이를 잡게 함
• 치료사가 종이를 당길 경우 엄지 끝(IP)에 굽힘이 나타남
– 엄지모음근(adductor pollicis)의 부재가 원인이 됨
– Jeanne's sign → MP에 과폄과 IP에 굽힘이 나타남
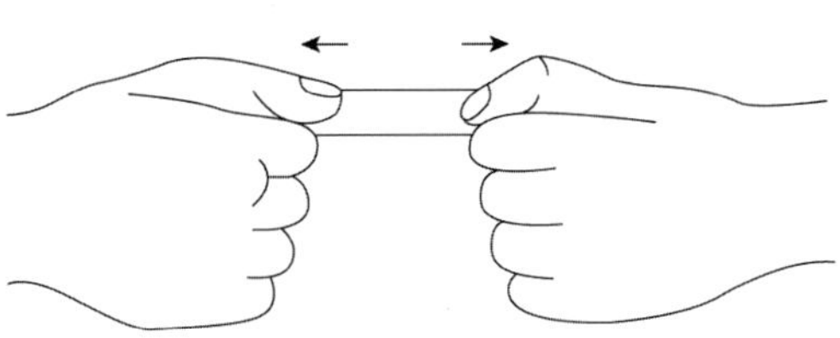
그림 2-10 Froment's sign
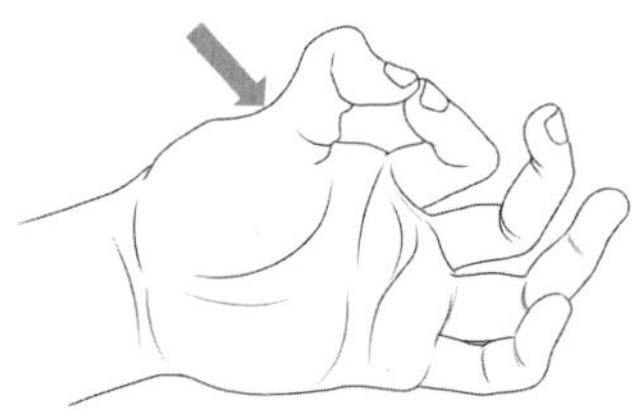
그림 2-11 Jeanne's sign</td></tr>
<tr><td>촉진
(palpating)</td><td>• 엄지와 검지로 집기(pinch)를 시도하게 한 후 첫 번째 등쪽 뼈사이근(interosseous)을 촉진함(palpate)</td></tr>
<tr><td>기타</td><td>• Jeanne's sign
– 프로멘츠 사인(Froment's sign)과 다르게 엄지의 MP 관절에 폄이 나타남
• Wartenberg's sign
– 손바닥을 테이블 위에 올려놓고 손가락을 수동적으로 벌림을 시켜놓았을 때 소지(small finger)의 모음이 어려움
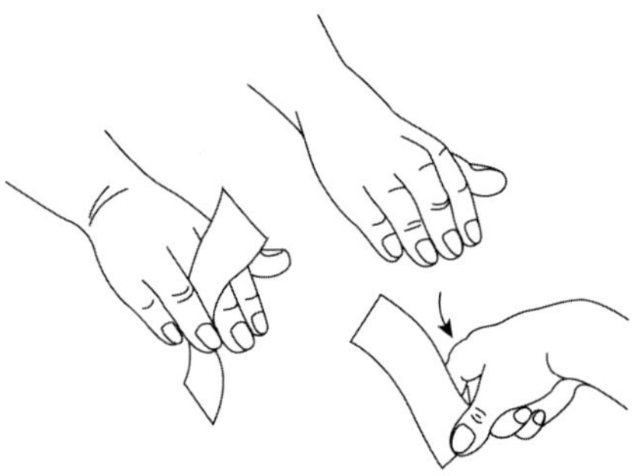
그림 2-12 손가락 모음(finger adduction)</td></tr>
<tr><td>노신경
(radial nerve)</td><td colspan="2">• 환자에게 손목과 손가락의 폄을 요구함
• 손상 시 손목 하수(wrist drop)가 발생됨</td></tr>
<tr><td>정중 신경
(median nerve)</td><td colspan="2">• 환자에게 손가락 굽힘 및 엄지의 맞섬을 요구함
• 손상 시 손가락 굽힘 및 엄지 맞섬의 부재가 발생됨</td></tr>
</table>

(9) 감각 지도(sensory mapping)

<table>
<tr><td>방법</td><td>• 손의 섬세한 감각을 평가하기 위해 손바닥의 감각지도를 사용함
• 평가자에 의해 또는 퓨티에(putty) 의해 손이 편안하게 지지된 상태에서 연필 끝의 지우개를 이용해 정상 감도(normal sensibility)에서 비정상 감도(abnormal sensibility) 영역으로 표시(mark)하며 진행함
• 방향은 몸쪽에서 먼쪽으로, 노뼈쪽에서 자뼈쪽으로 실시함
• 피평가자는 감각의 변화가 발생되는 정확한 위치를 즉각 보고해야 함
• 신경재생 기간 동안 정기적으로(월간) 실시해야 함
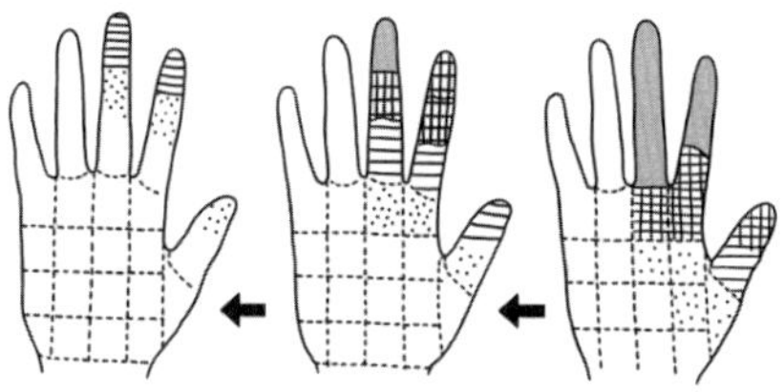
그림 2-13 감각지도</td></tr>
<tr><td>반응</td><td>• 환자는 변화가 일어나는 위치를 정확히 보고(report)해야 함</td></tr>
</table>

(10) 기타

교감 신경 기능 (sympathetic function)	• sudomotor(땀 : sweating), vasomotor(온도 구별 : temperature discrimination), pilomotor (소름 : gooseflesh), trophic(피부 질감 : skin texture, 손톱 및 체모성장)과 같은 교감 신경성 반응(sympathetic response)이 초기에 일어날 수 있음 – 기능회복과 상관관계는 적음
기타	• wrinkle test, ninhydrin test 등이 사용될 수 있음 • 땀분비와 감각 회복의 연관성은 적음 • 빛나는 피부, 손톱의 변화 등

2) 신경압박 및 신경재생(nerve compression and nerve regeneration) 관련 평가

- 신경 수술 이후 2~4개월 동안 축삭(axon)의 재생이 일어남
- 하루에 약 1mm 정도, 한 달에 2.54cm가 자라남
- Tinel's sing을 이용해 재생 정도를 평가할 수 있음

(1) 진동(vibration)

<table>
<tr><td>개요</td><td colspan="2">• 신경 복구(nerve repair) 후 진동감각(vibratory sensation)의 회복 정도를 평가함</td></tr>
<tr><td rowspan="2">평가도구</td><td>turning fork</td><td>• 초당 30~256 사이클이 이용됨
• 수술 후 진동감각 회복을 평가하기 위해</td></tr>
<tr><td>lundborg</td><td>• 상업적 진동 측정기(vibrometer)
• 비정상 감각(abnormal sensation)을 찾아낼 수 있음</td></tr>
</table>

(2) Touch pressure

<table>
<tr><td>Moving touch</td><td>• 연필 끝 지우개를 사용하여 평가함
• 가볍게 눌러주면서 손끝 먼쪽(fingertip distal)으로 진행함
• 감각의 변화가 일어날 때 기록함
• 가벼운(light) 자극과 무거운(heavy) 자극이 적용될 수 있음</td></tr>
<tr><td>Semmes-weinstein monofilaments</td><td>• 피부 압박 역치(threshold)를 측정하는 도구 중 가장 섬세함
• 구성 : 플라스틱 손잡이 막대 20개(monofilament)
• 범위 : 1.65~6.65prob의 범위
– 정상 범위(normal fingertip sensitivity) : 1.65(2.44)~2.83prob
• 적용 방법
– monofilament를 피부와 수직으로 적용하고 monofilament가 구부러질 때까지 적용함
– 피부가 창백해질 때까지 적용하면 안 됨
• 범위별 사용법
<table>
<tr><td>1.65~2.83</td><td>세 번 통통 튀겨줌</td></tr>
<tr><td>3.22~4.08</td><td>구부러질 정도로 3번 적용함</td></tr>
<tr><td>4.17~6.65</td><td>한 번 적용함</td></tr>
</table>
– 굵은 필라멘트(monofilament) 적용 시 주의사항
→ 필라멘트(monofilament)가 구부러지지 않음
→ 누르는 정도를 결정하기 위해 피부 색을 잘 관찰해야 함
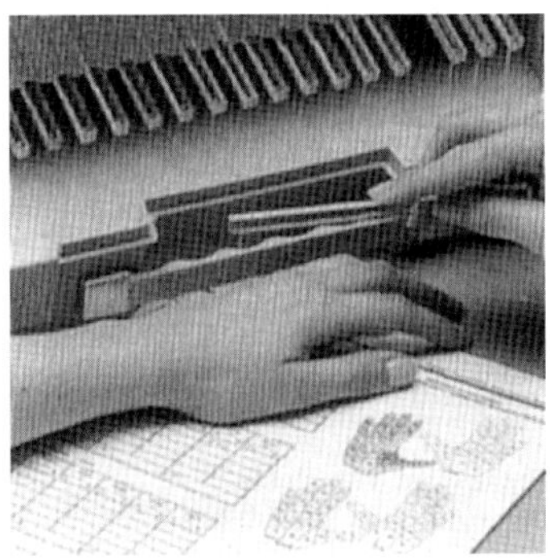
그림 2-14 Semmes-weinstein monofilaments</td></tr>
</table>

(3) 두점구별(two point discrimination)

• 두 점의 자극을 인식하는 능력

<table>
<tr>
<td>정적 방법</td>
<td>
• 환자의 시야를 가림
• 무딘 캘리퍼(blunt calipers), 구부린 종이 클립(bent paper clip), disk discriminator, Boley gauge 등을 사용함
 – 도구는 가볍고 무딘 것이어야 함
• 10mm에서 시작함(5mm까지 적용함)
 – 엄지 및 손가락의 바닥(pad)에만 적용함
 – 가벼운 압박을 적용함
 – 장축을 따라가며 적용함
 – 재적용 시 3~4초의 대기시간이 있어야 함
• 두 점의 거리는 15mm까지만 늘림
• 정확한 반응
 – 10번 중 7번을 정확히 답해야 함
<table>
<tr><td rowspan="5">결과</td><td>Normal</td><td><6mm</td></tr>
<tr><td>Fair</td><td>6~10mm</td></tr>
<tr><td>Poor</td><td>11~15mm</td></tr>
<tr><td>Protective</td><td>한 점으로 인식</td></tr>
<tr><td>Anesthetic</td><td>점을 인식하지 못함</td></tr>
</table>
</td>
</tr>
<tr>
<td>동적 방법</td>
<td>
• 환자의 시야를 가림
• 무딘 캘리퍼(blunt calipers), 구부린 종이 클립(bent paper clip) 등을 사용
• 8mm 간격으로 시작함
 – 몸쪽에서 먼쪽으로 이동함
 – 장축을 따라 두 점을 평행하게 적용하여 쓸어내림
 – 정상 간격(normal 2 point discrimination) : 2mm
• 한 점과 두 점을 무작위로 적용함
• 10회 적용 중 7회는 정확히 답해야 함
</td>
</tr>
</table>

(4) Modified moberg pick up test

개요	• 사물의 재인식은 감각기능(sensory function)의 최종 단계가 됨 • '정중신경 손상' 또는 '정중신경과 자신경의 복합 손상'에 사용됨 • 처음은 시각차단 없이 평가하며, 두 번째 평가 시에는 시각차단 후 평가함
순서	① 9~10개의 작은 물체를 책상 위에 둠(예 동전, 종이클립) ② 환자에게 그것을 보면서 작은 통에 넣을 것을 지시함(시각 차단 없음) • 시간을 측정함 : 가능한 빨리 한 번에 한 개씩 작은 통에 넣어야 함 ③ 반대 손으로도 반복함 ④ 시각차단 후 이전 과정을 처음부터 다시 반복 ⑤ 시각차단 후 물건이 무엇인지 질문 받게 됨(한 번에 한 개씩)

(5) 부종평가(Edema assessment)

개요	• 부종 평가는 치료 및 활동의 효과를 결정하기 위해 사용됨 • 상업화된 볼륨 측정기(volumeter)가 사용되기도 함
순서	① 수조에 물을 가득 채움 ② 중지와 약지 사이에 멈춤막대가 들어가도록 하여 멈출 때까지 손을 끝까지 넣음 ③ 비이커로 들어가는 물의 양을 측정함 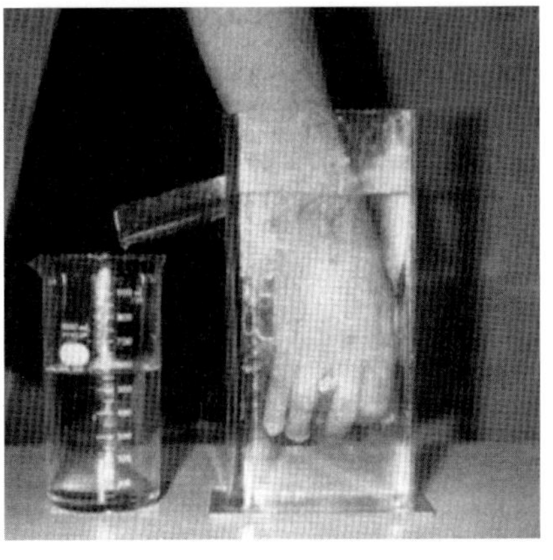 그림 2-15 볼륨 측정기(volumeter)

3. 손목의 기능장애 검사

손목 기능장애를 위한 임상검사		
조건	**손상패턴**	**감별검사**
엄지 자뼈 평행인대 불안정(Thumb ulnar collateral ligament or gamekeeper's or skier's thump)	• 엄지 MP관절의 통증과 불안정이 나타남	• 바깥굽은쪽 스트레스가 엄지 손허리손가락 관절에 적용될 때 35° 이상의 움직임
손배뼈 불안정 (Instability of the scaphoid)	• 손배뼈 구역(해부학적 코담배)에서 통증 또는 손목의 움직임의 부딪치는 소리 발생함 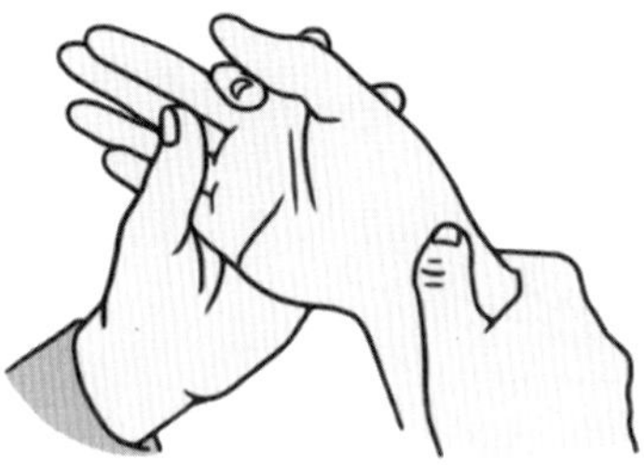 **그림 2-16** Watson' test	• 와트슨 검사(Watson' Test) – 검사목적 → 손배반달인대 손상으로 인한 손배반달뼈(Scapholunate) 안정성 검사함 – 자극 → 검사자의 엄지를 손목관절 손바닥면의 손배뼈 거친면에 위치시킨 후, 피검자의 손목관절을 굽히면서 자쪽으로 치우치게 당김 – 이상반응 → 먼쪽 노뼈의 부분탈구가 확인되며 통증을 동반됨
먼쪽 노자 관절 불안정 (Instability of the distal radioulnar joint)	• 손목에서의 통증과 유약함이 나타남 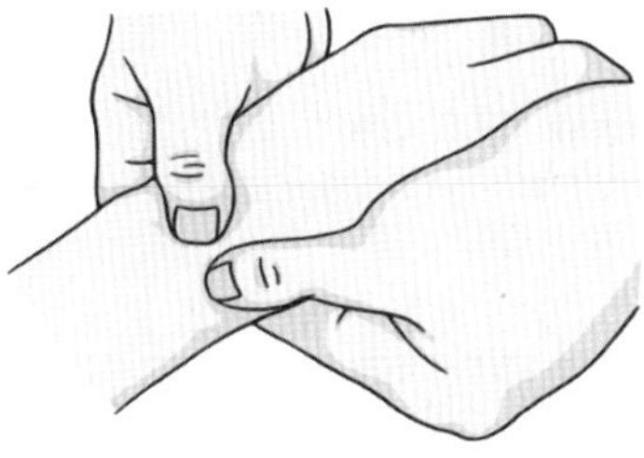 **그림 2-17** 피아노 건반 검사	• 피아노 건반 검사(Piano Key Test) – 검사목적 → 먼저 노자관절의 안정성을 검사함 – 자극 → 아래팔을 엎침시킨 자세에서 한 손의 엄지와 집게손가락으로는 자뼈머리를, 다른 손의 엄지와 집게손가락으로는 노뼈를 잡고 위아래로 움직임 – 이상반응 → 통증이 유발됨

반달뼈 탈골 **(Lunate dislocation)**	• 손목 중앙의 통증 또는 불안정이 나타남 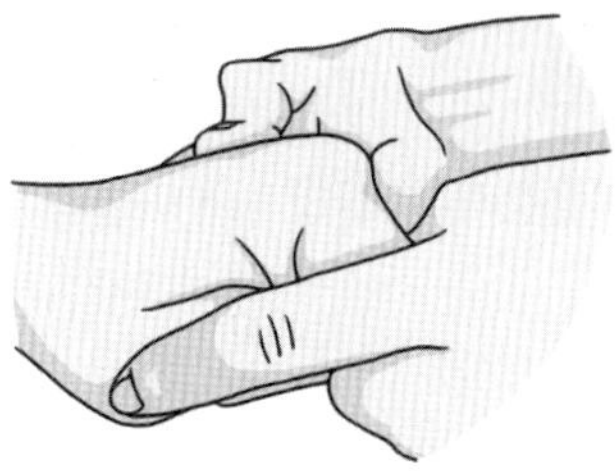 **그림 2-18** Murphy sign	• Murphy sign – 주먹을 쥐는 동안 네 번째와 두 번째 손허리뼈와 함께 있는 세 번째 손허리뼈 머리의 높이를 측정
반달세모뼈 불안정 **(Lunotriquetral instability)**	• 중간과 자뼈쪽 손목에서의 통증 또는 불안정이 나타남 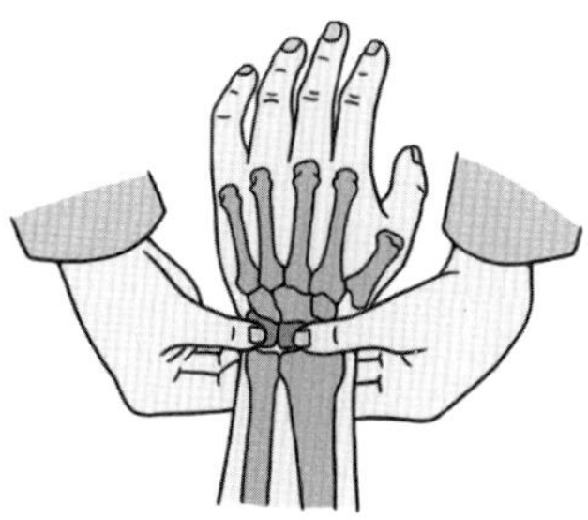 **그림 2-19** Lunotriquetral ballottement test	• 반달세모뼈 뜬 느낌 검사(Lunotriquetral ballottement test) – 반달뼈의 움직임시 마찰음, 느슨함 또는 통증이 유발됨
TFCC tear	• 자뼈쪽 손목에서의 통증과 불안정이 나타남 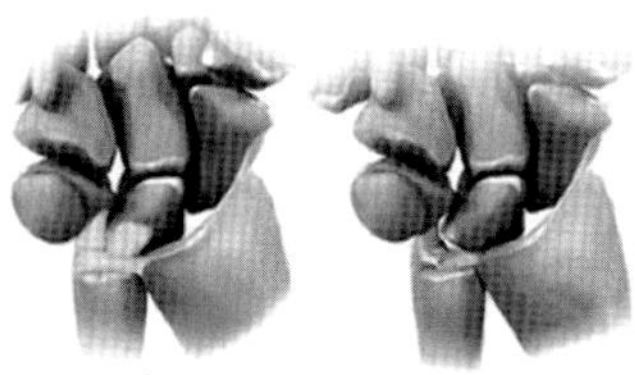 **그림 2-20** Palmar TFCC	• 손목 관절 조영상 또는 MRI로 진단함 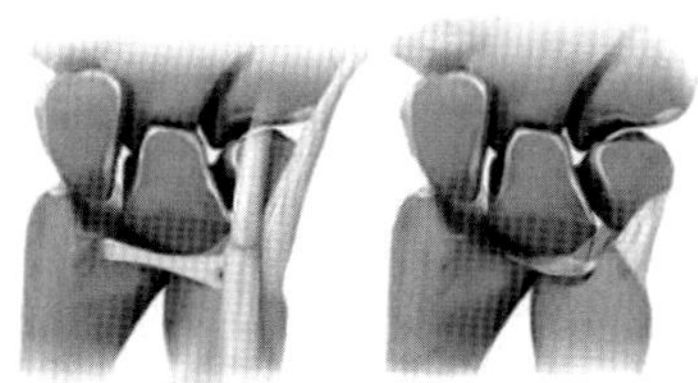 **그림 2-21** Dorsal TFCC

4. 상지의 신경장애 검사

상지의 신경기능장애를 위한 검사		
문제	**증상**	**특징 및 감별검사**
가슴우리 증후군 **(Thoracic outlet syndrome)**	• 어깨높이 이상에서 활동하거나 몸의 뒷면에서 자세를 유지할 때 뻣뻣함이 있거나 불특정 감각이상이 나타남	• Adson 검사 • Roos 검사

유해신경 긴장 (Adverse neural tension)	• 위팔신경얼기에 긴장이 제공되면 팔을 뻗은 자세에서 불특정한 통증이나 감각이상이 나타남	• Positive upper limb screening test
손목굴 증후군 (Carpal tunnel syndrome)	• 엄지, 검지, 중지손가락에 통증과 감각소실이 발생됨 • 야간에 증상이 심해지며, 활동 시 영향을 받음	• 손목의 Tinel 징후 • Phalen 검사 • 역 Phalen 검사 • 손목 압박 검사
팔꿈굴 증후군 (Cubital tunnel syndrome)	• 팔꿈치의 자신경 압박	• 팔꿈치 굴곡 검사
자뼈 신경마비 (Ulnar nerve paralysis)	• 엄지모음근의 마비	• Froment's sign • Jeanne's sign • Wartenberg's sign

5. 어깨의 기능장애 검사

어깨 임상평가		
문제	손상패턴	특징 및 감별법
유착성 관절낭 염 (Adhesive capsulitis)	• 어깨의 바깥돌림의 소실과 벌림 및 안쪽돌림의 제한으로 인해 어깨의 능동적/수동적 움직임에 제한이 나타남	• 수동적 움직임으로 어깨관절의 끝 부분에서 관절 움직임의 제한을 느낄 수 있음
어깨돌림띠 힘줄 염 (Rotator cuff tendinitis)	• 저항을 이기며 어깨 돌림근을 능동적으로 움직일 때 통증이 유발됨	• 어깨뼈의 벌림 및 바깥돌림의 근력 검사 시 통증이 나타남 • 마지막 범위에서는 수동적인 움직임을 제공하여도 통증이 없음 • 가시위근이나 가시아래근의 힘줄의 유약함이 나타남
어깨밑봉우리 충돌 (Subacromial impingment)	• 어깨의 올림(80～100°) 및 능동관절운동 끝 부분에서 통증이 유발됨	• 초기에는 양성임에도 불구하고 근력이 정상이며, 통증이 없을 수도 있음
어깨돌림띠 손상 (Rotator cuff tear)	• 팔을 올리려고 할 때 어깨뼈에서 보상동작이 나타남	• 팔 내림 검사 시 양성반응이 나타남 • 벌림 또는 바깥돌림이 54°보다 적고 매우 약함

6. 기타 상지 검사들

1) Yergason's test

적용	• 두갈래근고랑(bicipital groove)의 두갈래힘줄염(bicipital tendinitis)검사
방법	• 팔꿉(elbow) 90, 아래팔엎침(forearm pronation)으로 몸통에 고정 가쪽돌림(external rotation)과 뒤침(supination)에 동시저항을 가한다.
결과	• 근수축 동안 통증이나 두갈래근고랑의 촉진 시 동통 양성 • 두갈래근힘줄(bicipital tendon)이 고랑(groove)에서 튀어나오면 가로위팔인대(transverse humeral ligament)가 찢어진 것으로 볼 수 있다.

2) Tennis elbow test

적용	• 가쪽위관절융기(lateral epicondyle)에서 기원하는 근육 조직에 염증이 있는지 검사
방법	• 아래팔엎침(forearm pronation), 팔꿉약간굽힘(elbow slight flexion) • 검사자가 손목폄과 손가락폄에 저항을 준다. – 긴 & 짧은노쪽손목폄근(extensor carpi radialis longus & brevis) : 손목폄(wrist extensor) + 노쪽치우침(radial deviation) – 자쪽손목폄근(extensor carpi ulnaris) : 손목폄(wrist extension) + 자쪽치우침(ulnar deviation) – 손가락폄근(extensor digitorum) : 손가락폄(finger extension)
결과	• 통증 발생, 긴노쪽손목폄근(extensor carpi radialis longus)은 가쪽위관절융기(lateral epicondyle) 위인 관절융기위능선(supracondylar ridge)에서 통증 발생 양성

3) Golfer's elbow test

적용	• 손목의 굽힘근힘줄(common flexor tendons)의 염증 검사(안쪽위관절융기)
방법	• 팔꿉약간굽힘(elbow slight flexion), 아래팔뒤침(forearm supination) 검사자가 손목굽힘(wrist flexion)에 저항을 준다.
결과	• 안쪽위관절융기(medial epicondyle)에 통증 발생 양성

4) Allen's test

적용	• 손에 노동맥과 자동맥이 혈액을 잘 공급하는지 결정

방법	• 대상자 : 손을 가능한 빠르게 세게 쥐었다 폈다 반복 주먹을 꽉 쥔다(혈액공급의 약화로 손이 창백해진다). • 검사자 : 엄지와 검지를 이용하여 손목의 노동맥(radial artery)과 자동맥(ulnar artery)을 막음 대상자에게 주먹 쥔 손을 피도록 지시 막은 동맥 중 한곳을 열어 손의 붉어짐을 관찰 다른 동맥도 열어 관찰 반대편 손도 같은 방법으로 관찰하여 비교한다.
결과	• 병리적인 이유로 손에 혈액공급이 부족하다면 창백한 상태로 있을 것임

5) Finkelstein's test

적용	• De Quervain's 힘줄윤활막염(tenosynovitis)이 의심될 때 : 긴엄지벌림근(abductor pollicis longus)과 짧은엄지폄근힘줄(extensor pollicis brevis tendon)
방법	• 엄지손가락을 굽히고 다른 손가락으로 싸서 주먹을 쥔다 자쪽치우침(ulnar deviation) 한다.
결과	• 먼쪽 노뼈를 따라 통증 양성

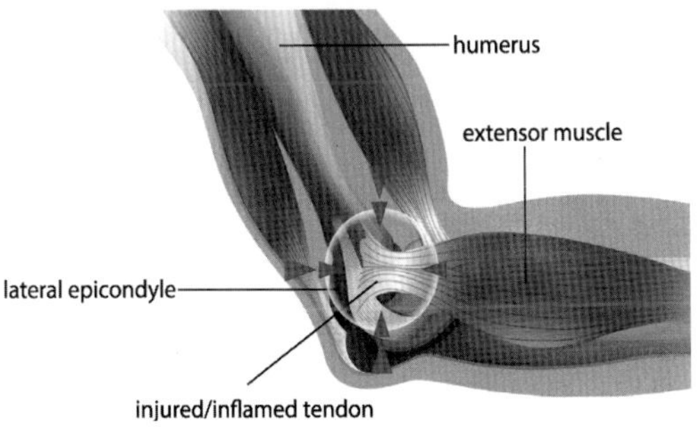

그림 2-22 Tennis elbow

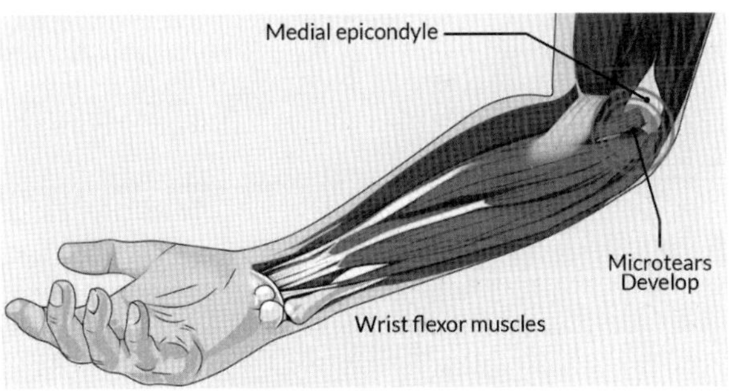

그림 2-23 Golfer's elbow

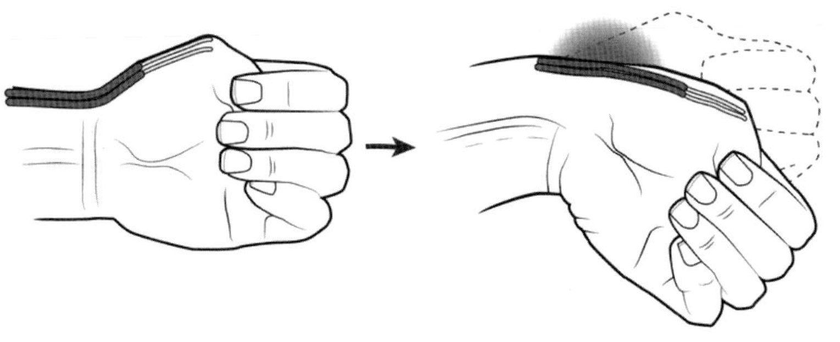

그림 2-24 Finkelstein's test

7. 잡기 힘과 집기 힘(Grip and pinch strength)

1) 상지의 근력(strength) 테스트

개요	• 최근 외상(trauma) 또는 수술(surgery)의 경력이 있을 경우는 피함 • 확실히 저항운동이 가능하다고 판단될 경우에만 적용함 • 일반적으로 완전 저항 활동(full resistive activity)은 손상 후 8~12주 정도의 기간이 필요함
장악력 (Grip strength)	• 도구 – 표준형 adjustable-handle dynamometer • 측정 자세 – 어깨관절 모음(shoulder adduction)+자연스런 돌림(neutrally rotation)+팔꿉관절 90° 굽힘(elbow 90° flexion)+아래팔의 중립(forearm neutral position)+손목 관절 0~30° 폄(wrist extension)+자뼈 편위 0~15°(ulnar deviation) – 각 손을 3번 측정 후 평균을 계산한 값을 측정 결과로 사용함 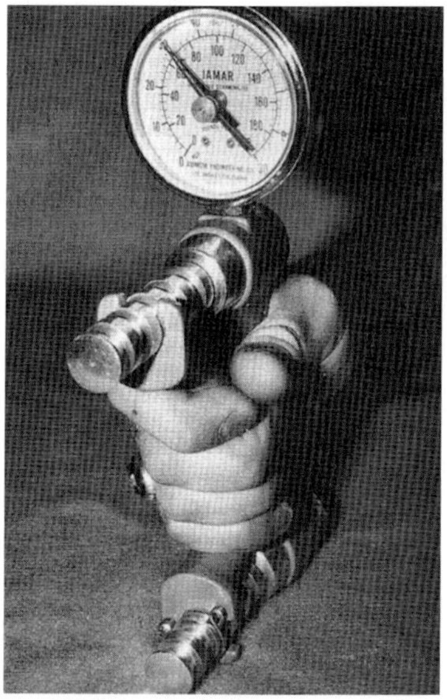 그림 2-25 adjustable-handle dynamometer
집기 힘 (Pinch strength)	• 평가 항목 – 이점 집기(two-point pinch) – 측면(lateral) 집기 – 삼점 집기(three-point pinch) 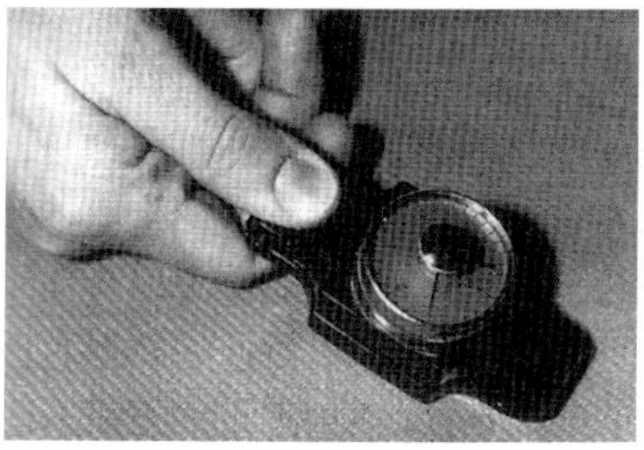 그림 2-26 pinch gauge

2.3 기능 평가(Functional assessment)

1. Jebsen Taylor hand function test : 측정 및 평가 참조

목적	• 기능적인 일상활동을 대표하는 과제를 통해 손의 기능과 협응능력을 평가함
대상	• 아동(5세 이상)~성인
구성	① 간단한 문장 쓰기 ② 카드 뒤집기 ③ 작은 물건 집어 올리기 ④ 먹기 흉내 내기 ⑤ 장기 쌓기 ⑥ 가벼운 물건 올리기 ⑦ 무거운 물건 들어올리기 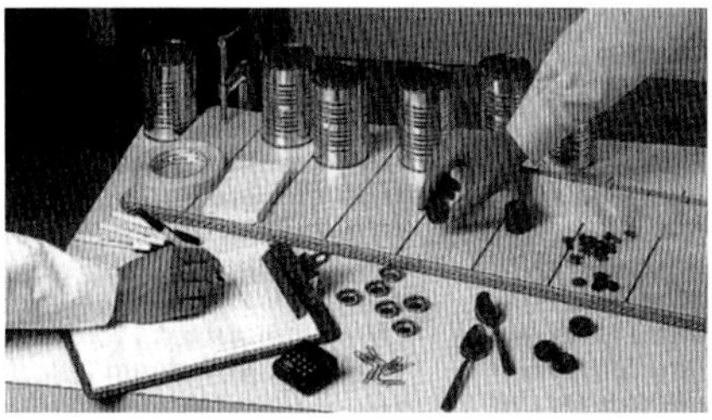 그림 2-27 Jebsen hand function test

2. Quantitative test of upper extremity function

개요	• Carroll에 의해 디자인 됨 • 일상생활에서의 일반적인 팔의 사용 및 손 활동의 능력을 평가함
구성	① 쥐기 평가를 위해 등급화 된 4개 블록 집기와 놓기 ② 원통형 쥐기 평가를 위한 2개 파이프 집기와 놓기 ③ 구형 집기 평가를 위한 공집기와 놓기 ④ 손끝 집기(fingertip prehension) 평가를 위한 4개 다른 크기의 구슬 집기와 놓기 ⑤ 물건 놓기(placing) 평가를 위해 다림판위에 다리미 놓기 등 ⑥ 피처(pitcher)에 들어 있는 물을 컵에 따르기

3. 손의 민첩성(Hand dexterity) 평가

- Crawford small parts dexterity test
- Bennett hand tool dexterity test
- Purdue pegboard test
- Minnesota manual dexterity test
- 기타

4. VALPAR corporation

- 직업과 관련된 개인의 수행 능력을 평가

2.4 치료

1. 골절(Fractures)

종류	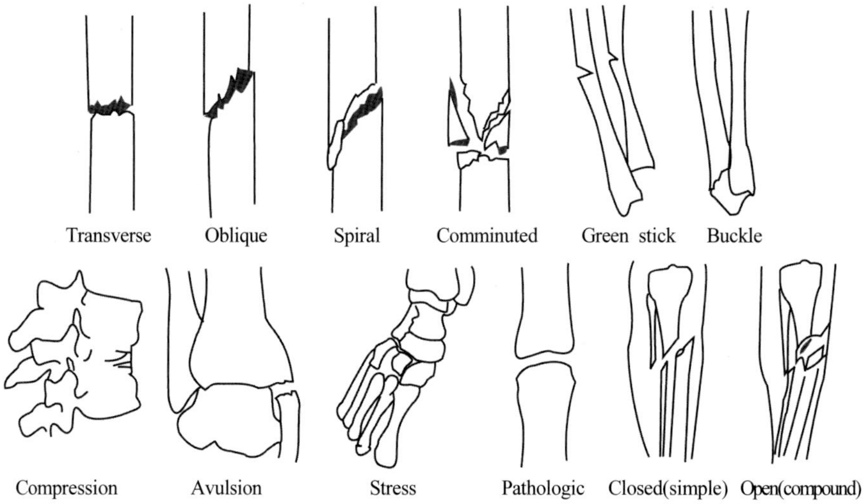 **그림 2-28** 골절의 종류
골절 복구	• 내부 고정(internal fixation) 또는 외부 고정(external fixation)을 통해 • 금속판(plate), 나사못(screw), 철사(wire) 등이 사용됨
작업치료	• 작업치료의 시작 – 부동(immobilization) 기간에 시작됨 : 일반적으로 3~5주의 부동기간이 필요함 • 수부 손상 시 손상 받지 않은 손가락 – 능동적 움직임(active motion)을 통해 가동성을 유지해야 함 • 부종 – 주의 깊은 관찰이 필요함 – 부종 발생 시 심장보다 손을 높게 유지해야 함 • 뼈의 안정성(stability)이 확보될 경우 – 집도의(surgeon)가 손상 부위의 움직임을 허용해야 함 – 초기 움직임은 힘줄(tendon)의 유착(adhesion)을 방지해 줌 – 움직임을 통해 림프선과 혈관이 자극되어 부종을 줄일 수 있음 • 부목(splint) – 부동(immobilization)의 결과로 오는 변형(deformity)을 교정시켜줌 – 골절된 부분에 추가적 상해를 예방함(예 buddy splint)

<table>
<tr><td rowspan="3">작업치료</td><td colspan="2">• 관절내(intraarticular) 골절
– 관절 내 연골(cartilage)의 손상으로 통증(pain)과 뻣뻣함(stiffness)이 발생됨
• 손목 부위 골절</td></tr>
<tr><td>Colles 골절</td><td>• 가장 일반적인 골절
• 노뼈 머리(radius head)에 골절이 발생함</td></tr>
<tr><td>Scaphoid 골절</td><td>• 손목 손상 중 두 번째로 많은 골절
• 부동(immobilization) 기간이 길며, 수개월 동안 캐스트(cast)를 착용해야 함</td></tr>
</table>

2. 신경 손상(Nerve injuries)

1) 분류

신경무동작 (neurapraxia)	• 압박, 충격, 견인(traction)사고가 원인이 됨 • 신경에 타박상(contusion)이 발생한 것임 • 기능 회복은 치료 없이도 며칠 또는 몇 주 내에 일어남
축삭절단 (axonotmesis)	• 신경 섬유의 외부 조직에 퇴행적 손상이 있으나, 내부 조직은 잔존(intact)함 • 수술은 필요하지 않음 • 보통 6개월 동안 회복이 나타남 • 회복은 개인마다 다양함 – 손상 정도에 의해 회복 기간이 결정됨
신경절단 (neurotmesis)	• 신경 및 섬유성 조직의 완전한 분리(laceration)가 일어남 • 수술을 필요로 함 – 미세 수술(microsurgery)이 일반적임

2) 말초 신경 손상(peripheral nerve injury)

(1) 노신경(radial nerve)

신경 지배	• 아래팔(forearm)의 폄근 및 뒤침근(extensor-supinator) 그룹의 신경지배(innervation)
주요 근육	• 위팔노근(brachioradialis) • 위팔세갈래근(triceps brachii) • 긴노쪽손목폄근(extensor carpi radialis longus) • 짧은노쪽손목폄근(extensor carpi radialis brevis) • 손가락폄근(extensor digitorum) • 새끼손가락폄근(extensor digiti minimi) • 집게손가락폄근(extensor indicis)

주요 근육	• 자쪽손목폄근(extensor carpi ulnaris) • 손뒤침근(supinator) • 긴엄지벌림근(abducor pollicis longus) • 짧은엄지폄근(extensor pollicis brevis) • 긴엄지폄근(extensor pollicis longus)
임상적 증상	① 상위 레벨(level) • 아래팔(forearm)의 뒤침(pronation), 손목 관절의 폄(flexion-extension) 기능의 상실 • 손목 처짐(wrist drop)이 나타남 ② 하위 레벨(level) • 엄지와 손가락의 MP 관절의 완전한 폄(full extension)이 어려움 • IP 관절은 폄, MP 관절은 약 30° 굽힘이 나타남
적용되는 스플린트	• 등쪽 스플린트(dorsal splint) – 손목의 폄(extension), MP 관절 폄, 엄지의 폄을 제공 – 회복 기간 동안 과신장(overstretch)으로부터 폄 힘줄(extensor tendon)을 보호하며, 기능 자세를 유지시켜줌 • 동적 스플린트(dynamic splint)가 일반적으로 적용됨 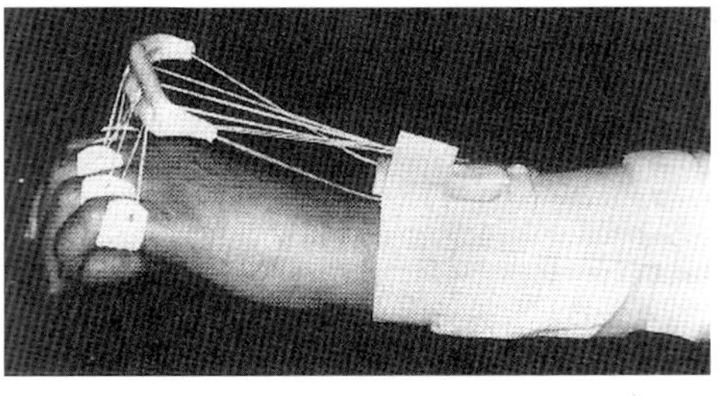 그림 2-29 dynamic splint

(2) **정중신경**(median nerve)

신경 지배	• 아래팔 및 수부(forearm & hand)의 굽힘근(flexor)을 신경지배함 • '손의 눈(eye of the hands)'이라 불림 – 엄지, 검지, 중지 1/2 바닥면의 감각지배 때문
신경 손상	• 자상(laceration)의 발생으로 인해 손상됨 • CTS(carpal tunnel syndrome)와 압박 증후군(compression syndromes)으로 인해
주요 근육	• 원엎침근(pronator teres) • 긴손바닥근(palmaris longus) • 노쪽손목굽힘근(flexor carpi radialis)

주요 근육	• 검지와 중지의 깊은손가락굽힘근(flexor digitorum profundus : DIP flexion) • 얕은손가락굽힘근(flexor digitorum superficialis : PIP 굽힘) • 긴엄지굽힘근(flexor pollicis longus : 엄지의 IP 굽힘) • 네모엎침근(pronater quadratus) • 짧은엄지벌림근(abductor pollicis brevis : 엄지의 벌림) • 엄지맞섬근(opponens pollicis : 엄지의 대립) • 짧은엄지굽힘근(flexor pollicis brevis)의 superfical head • 1~2번 벌레근(1st, 2nd lumbricals)
감각(sensory) 분포	• 엄지, 검지, 중지의 바닥 면(volar surface)+약지의 노뼈 쪽 1/2(radial half) • 검지, 중지의 후면(dorsal surface)+약지의 PIP 관절 노뼈 쪽 1/2(radial half)
임상적 증상	① 상위 레벨(level) • 엄지의 대립(opposition), palmar abduction, active pronation이 손상됨 ② 하위 레벨(level) • 엄지두덕(thenar eminence)이 평평해짐 • 엄지 굽힘(thumb flexion), palmar abduction, 엄지의 맞섬(opposition)이 손상됨 ③ 원숭이 손(ape's hand) • web space의 감소
적용되는 스플린트	• 엄지의 손바닥벌림(palmar abduction)과 맞섬(opposition)을 만들어 주므로 손 기능을 증진시킴 • 검지와 중지에 갈고리 모양(clawing)이 나오면, MP 관절의 과도한 폄을 방지해 주는 스플린트를 제작해야 함(그림 2-30) 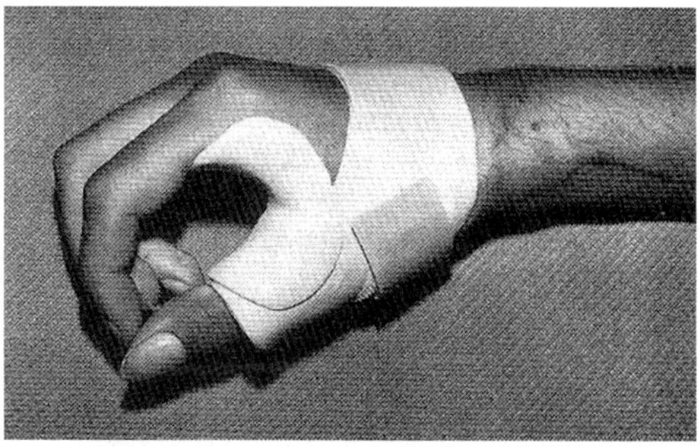 **그림 2-30** Thumb stabilization splint

(3) **자신경**(ulnar nerve)

신경 지배	• 아래팔 부위에서 자쪽손목굽힘근(flexor carpi ulnaris), 깊은손가락굽힘근(flexor digitorum profundus)의 1/2를 지배함 • 기용(guyon)터널과 팔꿈굴(cubital tunnel)을 지나감 • 손의 내재근(intrinsic muscles)을 지배함
주요 근육	• 짧은손바닥근(palmaris brevis) • 새끼손가락벌림근(abductor digiti minimi) • 새끼손가락맞섬근(opponens digiti minimi) • 새끼손가락굽힘근(flexor digiti minimi) • 등쪽/손바닥쪽사이근(dorsal & volar interossei) • 3~4번 벌레근(3th & 4th lumbricals) • 짧은엄지굽힘근(flexor pollicis brevis)의 medial head
임상적 증상	① 상위 레벨(level) • 까마귀손(claw hand)의 발생 : 약지와 소지의 MP 관절에 과도한 폄(hyper extension)이 발생 ② 하위 레벨(level) • 까마귀손(claw hand)의 발생 : 약지와 소지의 MP 관절 과도한 폄(hyper extension) +IP 관절의 더 강한 굽힘 • Froment's sign 양성반응이 나타남 ③ 감각 상실(sensory loss) • 자뼈쪽에 손상이 생길 수 있음(화상 위험) • 시각적으로 보호할 것을 교육함 ④ 스플린트 • 약지 및 소지의 과도한 폄(hyperextensoin)을 막아 줌 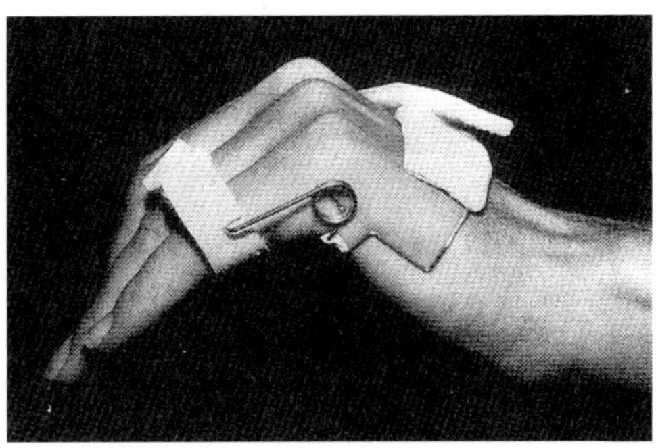 **그림 2-31** Dynamic ulnar nerve splint

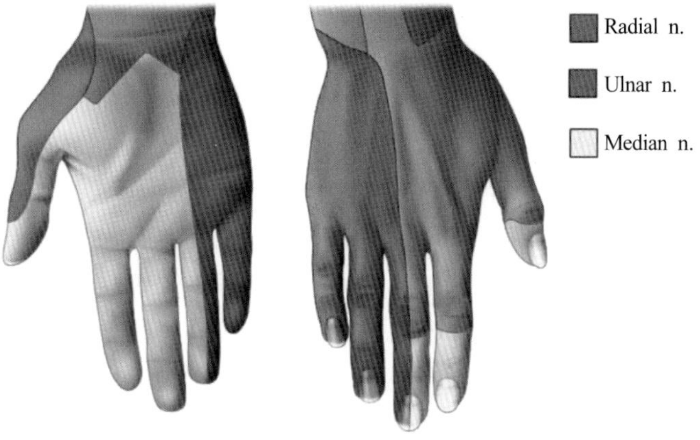

그림 2-32 손의 감각 분포

3) 수술 후 관리(postoperative management)

자세 취하기(positioning)	• 신경의 장력(tension)을 최소화하기 위해
구축(contracture)의 교정	• 4~6주 가량이 소요됨 • 완전한 신장(full extension)을 만들기 위해 능동적(active) 운동이 선호됨
초기 치료의 방향	• 변형(deformity)의 방지 및 교정에 초점을 둠 • 초기 및 회복기에 적절한 자세 취하기를 실시함
정기적 평가 시행	• 근육, 감각, 기능에 대한 평가를 정기적으로 진행함
운동기능의 회복	• 회복된 특정 근육을 위한 특정 운동 프로그램을 개발함 • 신경 및 근육의 회복을 촉진하는 테크닉을 사용함 – 얼음(icing), 다양한 스트레칭 등

3. 힘줄 손상(Tendon injuries)

1) 굽힘힘줄(flexor tendons)

개요	• 먼쪽손바닥주름(distal palmar crease)와 FDS(flexor digitorum superficialis)의 종착점 사이에 발생한 손상이 가장 다루기 어려운 부위임 – 섬유성 풀리(pully) 아래의 섬유집(sheath) 내에 존재하기 때문 – Zone 2 또는 no-man's-land라 불리어짐 • Zone 2에 발생한 굽힘 힘줄의 복구(repair) – 힘줄이 완전히 끊어졌을 경우(laceration) 종종 시도됨
일반적 목표	• 힘줄의 유동성(tendon gliding)을 제공함 • 유착(scar adhesion) 형성을 최소화함

<table>
<tr><th colspan="2">치료 테크닉</th></tr>
<tr><td>급성기
조절된 유동성
(루이스빌 테크닉)</td><td>〈루이스빌 테크닉(Louisville technique)〉
• 고무밴드의 이용
– Zone 2의 굽힘 힘줄(flexor tendon) 복구 후 고무밴드를 이용하여 당겨줌(traction)
→ 수술 후 고무 밴드를 손상된 손가락의 손톱에 연결함
→ 특수 접착제를 사용하여 손톱에 hook를 붙이거나 손톱을 직접 이용함
• 손등 블로킹 스플린트(dorsal blocking splint)
– MP 관절 60° 굽힘(flexion)+IP 관절 완전 폄(full extension)
– 고무 밴드가 손바닥의 안전핀을 통과해 잡아당김
– 밴드는 스트랩(strap)에 부착되어 충분한 장력을 가져야 함
– 대상 PIP 관절 : 40~60° 굽힘
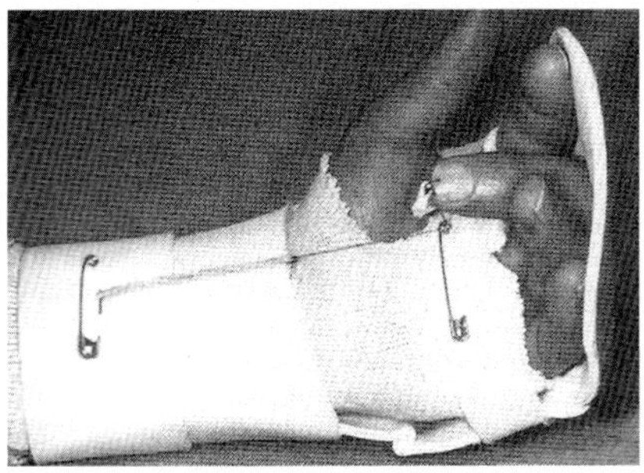
그림 2-33 dorsal blocking splint
• 착용
– 환자는 스플린트를 하루 24시간, 3주 동안 착용해야 함
– 환자는 스플린트를 착용한 상태로 하루에 여러 번 '능동적(active) 손가락 폄'을 교육받게 됨
– 제거(remove)는 3주 후에 하며, 고무 밴드는 손목의 밴드(band)에 다시 부착됨
→ 추가적으로 1~5주 정도 더 착용할 수 있음
• 단점
– PIP 관절의 구축이 자주 발생됨
→ 고무 밴드의 과도한 장력 또는 불완전한 IP 관절의 폄이 원인이 됨</td></tr>
<tr><td>듀란 테크닉</td><td>조절된 수동적 움직임(controlled passive motion)
• 수술 후 3일 뒤에 시작함
• 힘줄의 움직임을 3~5mm 정도 허용하는 테크닉
• 6~8번의 수동적 굽힘 및 폄을 실시함</td></tr>
<tr><td>듀란 테크닉</td><td>• 운동 시 MP 관절은 70° 굽힘과 손목은 굽힘을 유지함
• 4½주 때 dorsal splint를 제거한 후 손목 밴드에 고무줄을 부착함</td></tr>
</table>

변형된 듀란 테크닉 (modified Duran techniques)	• 손목은 0~20도 사이에서 굽힘 자세 유지 • MP 관절은 40~50도 사이에서 굽힘 자세 유지 • IP 관절은 폄 자세로 유지 • 수동적 굽힘과 능동적 폄을 블로킹 스플린트 내에서 실시함
부동 테크닉 (immobilization techniques)	• 힘줄 복구 후 3½주 동안 완전한 고정이 필요함 • 힘줄 파열(tendon rupture) 후 주로 사용되는 테크닉 • 비순응적인(noncompliant) 환자 또는 아이에게 주로 사용됨
아급성기 재활 (postacute flexor tendon rehabilitation)	① Wehbe이 추천하는 3가지 자세 • 후크(hook), 주먹(fist) 펴기, 주먹 쥐기 – FDS(flexor digitorum superficialis) 힘줄 및 FDP(flexor digitorum profundus) 힘줄의 독립적 글라이딩(gliding)을 최대화하기 위해 ② 힘줄의 글라이딩 운동(tendon gliding exercise) • 하루 2~3회 실시하며, 각 자세에서 10회 반복 수행함 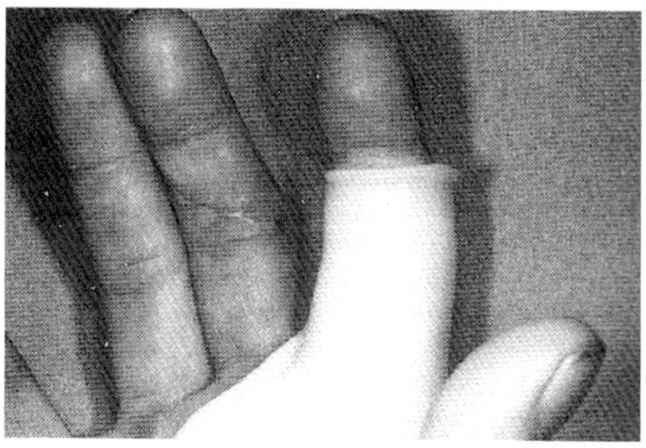 **그림 2-34** blocking splint 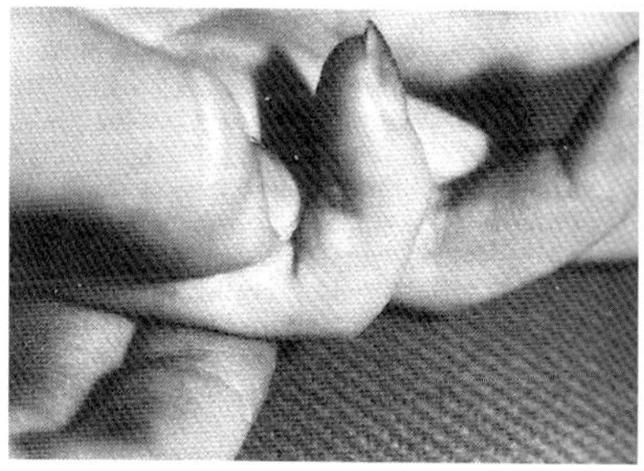 **그림 2-35** manual blocking ③ 힘줄의 글라이딩(tendon gliding)을 돕는 고립된 운동(isolated exercise) • 블라킹스플린트(blocking splint) 또는 반대 손(opposite hand)을 이용하여 실시함 ④ 6~8주 후 • 수동적 폄(passive extension)이 시작될 수 있음 • PIP 관절의 구축을 교정하기 위해 스플린트가 필요하기도 함 – '원통형 석고 스플린트(cylindrical plaster splint)'가 이용될 수 있음 • 정적 스플린트(static splinting)는 25° 이상의 굽힘 구축(contracture)에 효과적임 • 밤에는 정적 폄(static extension)을 위해 스프링이 들어있는 손가락형 스플린트를 사용하므로 손가락의 폄을 유도하기도 함

<table>
<tr><td>아급성기 재활
(postacute flexor tendon rehabilitation)</td><td>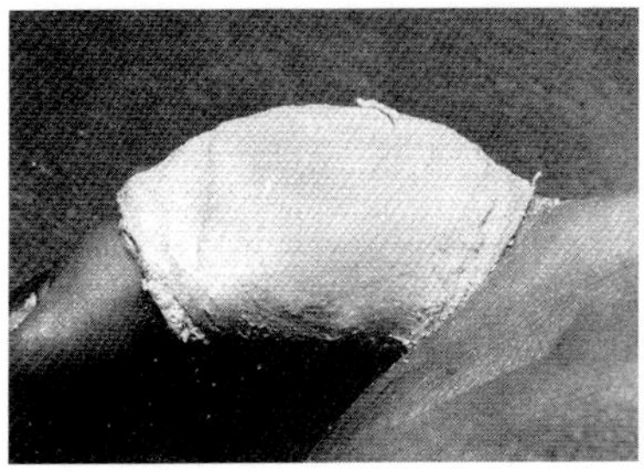
그림 2-36 cylindrical plaster splint
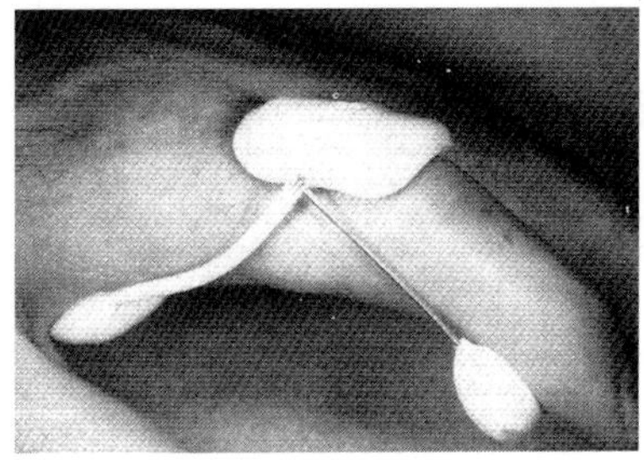
그림 2-37 finger splint
⑤ 8주 후
• 어느 정도의 가벼운 저항운동 및 저항활동(activity)이 시작될 수 있음
• 손은 ADL 활동에도 사용될 수 있음
• 무거운 물건 들기를 피해야 함
• 스포츠 관련 활동 역시 권장되지 않음
– 찰흙, 목공(woodwork), 마크레임(macrame) 등이 추천되는 활동이 됨
• 저항 활동 또는 강한 저항(full resistance) 활동이 시작됨
– 수술 후 약 8개월 정도가 지나서야 시작할 수 있음</td></tr>
</table>

2) 폄 힘줄(extensor tendons)

<table>
<tr><td>등쪽 흉터
(dorsal scar)</td><td>• 폄 힘줄 수술 후 가장 큰 문제가 됨
• 배측의 폄근 후드(extensor hood)가 하부 조직에 유착되므로 폄과 굽힘 시 정상적 움직임(excursion)을 방해함</td></tr>
<tr><td>Evans의 연구</td><td>• 수술 후 5mm의 움직임(tendon gliding)이 효과적이며 안전함
• 3주간의 스플린트 적용하기
• 3~4주 후 스플린트 제거 후 손바닥형(removable volar) 스플린트를 적용함
• 6주 정도에는 동적(dynamic) 스플린트를 적용할 수 있음</td></tr>
<tr><td>스플린트</td><td>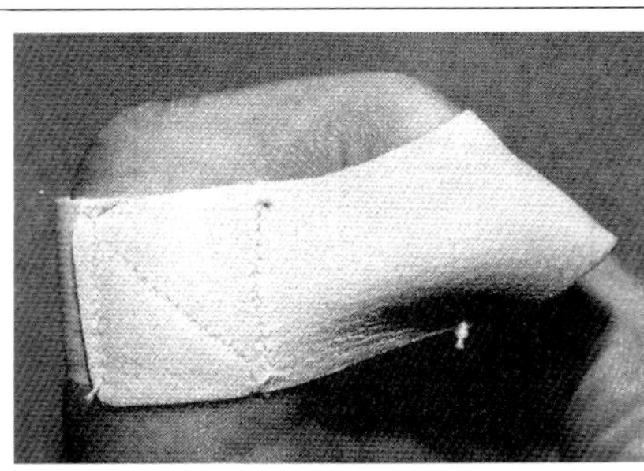
그림 2-38 PIP-DIP splint</td></tr>
</table>

4. 부종(Edema)

구분		내용
개요		• 외상의 일반적 결과이지만 빠르고 공격적인 치료가 필요함 – 영구적인 강직(stiffness)과 장애(disability)를 예방하기 위해 • 외상 초기 수 시간 내 백혈구의 증가로 초기 부종이 발생됨 • 초기 부종조절이 필요함 – 올림(elevation), 마사지, 압박(compression), 능동적(active) ROM 등을 사용함
중재방법	올림(elevation)	• 손을 심장보다 높게 위치시킴 • 슬링(sling)은 혈액의 유입을 감소시킬 수도 있음 • 누워있는 경우(또는 앉아있는 경우) 베개(pillow) 위에 손을 올림
	온냉 교대 목욕 (contrast baths)	• 따뜻한 물과 차가운 물에 담그기 – contrast bath는 20분간 시행됨 – '1분은 찬물에 1분은 따뜻한 물에 넣기'를 번갈아가며 반복함 – 처음 1분과 마지막 1분은 찬물로 실시해야 함
	MEM (Manual edema mobilization)	• 림프샘(lymphatic)의 역할 이용한 부종 감소법 – 조직액, 단백질, 기타 미분자성 물질(molecule substance)의 이동이 일어남 – 아급성기(subacute) 환자의 부종이 만성화되는 것을 예방하기 위해 또는 만성 부종을 감소시키기 위해 사용하는 테크닉 • MEM의 원칙 및 개념 – 가벼운 마사지 – 마사지 이후의 운동 – 몸쪽에서 먼쪽으로의 마사지 후 먼쪽에서 몸쪽으로 림프선을 따라가며 마사지를 함 – 마사지는 절개지(incision) 주변을 돌아 지나가야함 – 추가적인 염증을 만들지 않음 – 가정에서의 셀프 마사지 프로그램을 포함시킴 – 다른 치료법(테크닉)이 부종을 증가시키지 않도록 주의함 – 낮은 장력의 압박붕대를 적용해야 하며 견고한(harden) 연부조직에는 온기(warmth)를 제공함
	AROM (active range of motion)	• 근육 활동을 통해 정상적인 혈류의 이동이 발생함 • 하루 수차례 어깨와 팔꿈치를 움직여야 함

중재방법	압박 (compression)	• Coban wrap을 이용한 압박 • 압박 의복을 통한 압박 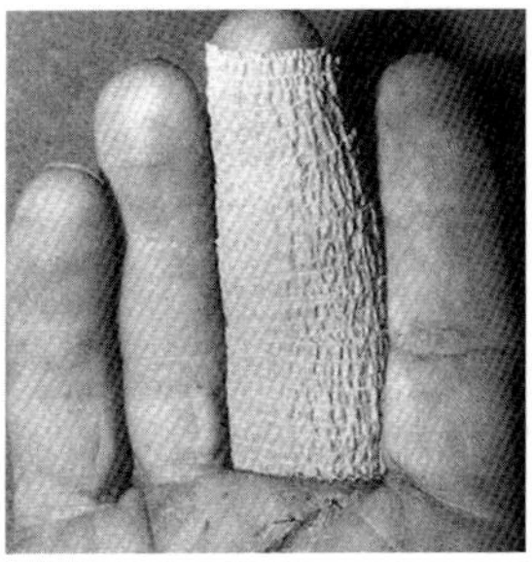 그림 2-39 Coban wrap 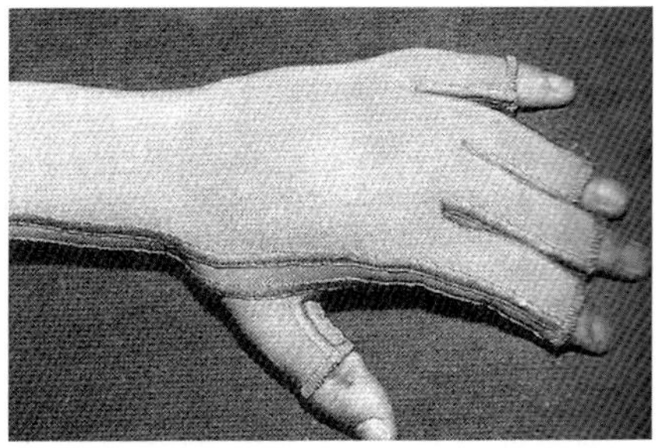 그림 2-40 Custom-fit Jobst garment

5. 통증 증후군(Pain syndrome)

탈감각화 (desensitization)	• 큰 구심성(afferent) 신경섬유인 A fiber가 통증 감소를 만듦 – 통증을 전달하는 섬유인 C fiber는 전달 속도가 느리며 탈수초화(unmyelineated) 된 신경섬유임 – A 섬유는 C 섬유의 활성화(summation)를 억제시킴 : A 섬유가 활성화됨 – 압박(pressure), 문지름(rubbing), 진동(vibration), TENS, 타진(percussion), 능동적 움직임(active motion)과 같은 자극을 통해 활성화됨 – 자극의 입력은 견딜 수 있는 수준에서 시작해 점진적으로 등급화시켜 나아감

1) 신경종(neuroma)

개요	• 신경 봉합(suture) 후 합병증(complication)(또는 절단 후 대표적인 합병증) • 신경섬유의 불규칙한 덩어리(unorganized mass)가 발생되는 증상
치료	• 임상적으로 특별하며(specific), 날카로운(sharp) 통증이 발생함 • 일반적인 탈감각화(desensitization)만으로는 비효과적임 • 코티손(cortisone acetate) 주입(injection)이 통증에 효과적임(탈감각 테크닉 적용 시 더 효과적임)

2) CRPS(complex regional pain syndrome)

- RSD(reflex sympathetic dystrophy)로 불림
- 자발적인(spontaneous) 통증이 있어야 하며, 통증 부위에 부종, 혈액공급의 이상, 발한(sudomotor) 기능의 이상 등이 나타남

(1) 종류(type)

타입 I	• RSD(reflex sympathetic dystrophy)와 같음 • 손상 후 혈관 수축(vaso spasm)과 혈관확장(vasodilatation)의 반복순환(cycle)에 의해 발생됨(직접적인 신경손상이 없음) – 혈관수축은 부종과 무산소증(anoxia)의 원인이 되며 더욱 통증을 증가시킴 – 계속적인 악순환의 반복이 일어남 • 혈액순환의 감소가 원인이 됨 – 사지(extremity)가 창백해지며 차갑게 되는 원인이 됨 – 부종, 깁스, 꽉 조이는 보조기 등이 원인이 됨
타입 II	• 작열통(causalgia)과 같은 말 • 강하고 후끈거리는(burning) 통증이 발생함 • 교통사고, 자상, 열상 등이 원인이 됨 – 직접적인 신경손상이 있음

(2) 단계

1단계	• 3개월까지(외상 단계 : traumatic stage) • 통증, 요흔성 부종(pitting edema), 피부색 변화 등이 나타남
2단계	• 추가적인 6~9개월(이영양성 단계 : dystrophic stage) • 통증, 단단한 부종(brawny edema), 강직(stiffness), 발적(redness), 열(heat), 골격의 탈무기질 등이 나타남
3단계	• 수년 또는 무기한(위축 단계 : atrophic stage) • 통증은 2단계에 절정이며, 그 보다는 줄어듦 • 관절 주변이 커짐(thickening), 구축의 고착(fix) 등이 나타남 • 부종이 있을 경우 단단하고, 치료에 잘 반응하지 않음 • 손이 차고, 건조하며, 창백함

(3) 진단 및 치료

진단	• X-ray : 뼈의 Ca 감소 등을 평가함 • 피부 온도 측정 : 혈액 순환을 측정함 • Diagnostic sympathetic nerve block – 교감신경차단을 통한 진단법 – 신경결절(stellate ganglia)에 마취제를 주사하므로 통증 및 온도의 변화를 평가함
치료	• 수술을 통한 중재 : 약물 펌프 삽입, 척수 자극기 삽입 등 • 기타 : 약물 치료, TENS, 운동, biofeed back, 신경차단 injection, 심리치료 등

6. CTD(Cummulative Trauma Disorders)

1) 개념

용어	• 많은 용어들이 같은 뜻으로 사용되고 있음 – overuse syndrome, repetitive strain syndrome, cervicalbrachial disorders, repetitive motion injury, CTD
원인 및 병리	• CTD의 발생 – 같은 근육에 축적된 손상이 힘줄과 근육의 염증으로 이어지게 되면서 시작됨 – 근 피로가 중요한 일면이 되므로 적절한 휴식이 매우 중요함 • 휴식 – 축적된 손상(cumulative trauma)이 매우 중요한 요소가 됨 – 근육 및 신체의 과도한 사용은 근 경련(muscle cramp)을 일으킬 수 있음 – 급성피로(acute overuse)는 휴식으로 감소되지만, 만성피로(chronic fatigue)는 휴식을 통해서도 사라지지 않음

2) 종류 및 위험 요소

종류	• 힘줄염(tendinitis) • 신경압박증후군(nerve compression syndromes) • 근육근막통증(myofascial pain)
업무관련 위험요소	• 반복(repetition) • 높은 강도(high force) • 나쁜 관절의 자세(awkward joint posture) • 직접적인 압력(direct pressure) • 진동(vibration) • 장시간의 정적 자세(prolonged static positioning)

3) CTD의 등급 : 기능적 단계

1등급 (Grade 1)	• 활동 후 통증이 있으나 휴식을 통해 해결할 수 있음 • 업무(일)의 양 또는 속도의 저하는 없음 • 객관적 소견(objective finding)이 없음
2등급 (Grade 2)	• 업무 중 한 곳에서만 통증이 발생함 • 일을 하는 동안 통증이 지속적으로 발생하지만 스스로 일을 멈추면 통증이 해소됨 • 생산성(productivity)에 있어 가끔 약간의 영향이 있음 • 객관적 소견이 나타날 수 있음

3등급 (Grade 3)	• 업무 중 한 곳 이상에서 통증이 발생함 • 일을 멈춘 후에도 통증이 지속됨 • 생산성에 영향을 받으며, 업무를 지속하기 위해 수 차례의 휴식이 필요함 • 업무와 동떨어진 활동에도 영향이 나타날 수 있음 • 약화(weakness), 민첩성 및 조절의 이상(loss of control), 따끔거림(tingling), 무딤 (nurmbness), 기타 객관적 소견들이 나타날 수 있음 • 잠재적인(latent) 또는 활동성 통증원들(trigger points)이 존재할 수 있음
4등급 (Grade 4)	• 상지 및 손의 일반적인 사용에도 모두 통증이 나타남 – 약 50~75% 정도의 시간에 나타남 • 전혀 일을 할 수 없거나 제한된 범위에서만 일을 할 수 있음 • 약화, 민첩성 및 조절의 이상, 따끔거림, 무딤 통증원들, 기타 객관적 소견들이 나타날 수 있음
5등급 (Grade 5)	• 장시간의 통증, 줄어들지 않는 통증으로 인해 상지의 사용이 불가능함 • 업무(일)를 할 수 없음 • 증상이 때때로 무기한으로 지속되기도 함

4) 치료

급성기	• 다양한(dynamic) 휴식을 통해 염증을 감소시키는 데 중점을 둠 • 부동(immobilization) 목적으로 스플린트를 사용하기도 함 • cortisone 주사를 통해, 염증을 감소시킴 • 냉(icing), contrast bath, 울트라사운드 등을 이용해 통증을 감소시킴
아급성기	• 급성기 증상들이 줄어든 시기임 • 치료 과정에 운동이 포함됨 • 느린 신장운동(stretch)을 통해 근육을 준비(warmup)한 후 점진적으로 운동을 실시함 • 점진적 저항운동을 수행할 경우 저항은 ROM 끝(edge)에서만 적용함 • 하루 3회 정도의 스트레칭을 실시할 것을 환자에게 교육함 – 운동 전 실시가 원칙임 • 적절한 자세 취하기를 교육함

1. 신체 평가(Physical Assessment)

1) TINEL'S SIGN

(1) 신경(nerve course)을 따라 천천히 가볍게 두드리며 나아감
(2) 신경 수술(nerve repair) 후에 활용됨

2) PHALEN'S TEST

(1) 손등을 서로 반대로 대고 손목을 완전 굽힘(full flexion)시킴
(2) 1분 동안 기도하는 자세로 손을 유지함
(3) 정중 신경(median nerve) 부위(엄지, 검지, 중지, 약지의 1/2)에 1분 이내 찌릿한 느낌이 발생하면 양성반응

3) 말초 신경의 운동 기능 퀵 테스트

(1) 자 신경(ulnar nerve)
① 환자에게 엄지(thumb)와 검지(index) 손가락 사이에 종이를 끼워 잡게 함
② Froment's sign

(2) 노 신경(radial nerve)
① 환자에게 손목과 손가락의 폄(extension)을 요구함
② 손상 시 손목 하수(wrist drop)의 발생

(3) 정중 신경(median nerve)
① 환자에게 손가락 굽힘(flexion) 및 엄지의 맞섬(opposition)을 요구함
② 손상 시 손가락 굽힘 및 엄지 맞섬의 부재(absence)

4) TOUCH PRESSURE

(1) moving touch
① 연필 끝 지우개를 사용
② 눌러주면서 손끝 먼쪽(fingertip distal)으로

(2) Semmes-weinstein monofilaments
① 피부 압박의 역치(threshold) 측정에 가장 정확한 도구
② 구성 : 플라스틱 손잡이 막대 20개(monofilament)로 구성됨

5) TWO-POINT DISCRIMINATION

(1) 두 자극을 구별해내는 능력 평가
(2) 무딘 캘리퍼(blunt calipers), 구부린 종이 클립(bent paper clip)의 사용

6) 부종의 평가(edema assessment)

• 상업화된 볼륨 측정기(volumeter) 사용

7) Grip strength

• 표준형 adjustable-handle dynamometer를 사용

8) Pinch strength

(1) 이점(two-point pinch) 집기
(2) 측면(lateral) 집기
(3) 삼점(three-point pinch) 집기

2. 신경 손상(Nerve Injuries)

1) 노 신경(Radial nerve)

• 위팔(forearm)의 엎침(pronation), 손목 관절의 굽힘 및 폄(flexion-extension) 기능의 상실로 손목 하수(wrist drop)가 나타남

2) 정중 신경(Median nerve)

(1) thenar eminence가 편평해짐
(2) 엄지 굽힘(thumb flexion), palmar abduction, 엄지의 대립 손상
(3) 원숭이 손(ape's hand)
(4) web space 감소

3) 자 신경(Ulnar nerve)

(1) claw hand 발생 : 약지와 소지의 MP 관절 과도한 폄 + IP 관절의 더 강한 굽힘
(2) Froment's sign 양성반응이 나타남

3. 힘줄 손상(Tendon Injuries)

1) 일반적 목표

(1) 힘줄의 유동(tendon gliding) 촉진
(2) 유착(scar adhesion) 형성의 최소화

2) 후 블로킹 스플린트(Dorsal blocking splint)

(1) 굽힘 힘줄 손상 시 적용
(2) MP 관절 60° 굽힘(flexoion) + IP 관절 완전 폄(full extension)
(3) 고무밴드가 손바닥의 안전핀을 통과해 잡아당김

4. 통증 증후군(Pain Syndrome)

1) 탈감각화(Desensitization)

(1) 압박(pressure), 문지름(rubbing), 진동(vibration), TENS, 타진(percussion), 능동적 움직임(active motion)과 같은 자극을 통해
(2) 자극 입력은 견딜 수 있는 수준에서 시작해 점진적으로 등급화시켜 나아감

2) 신경종(Neuroma)

(1) 신경 봉합(suture) 후 합병증(complication) 또는 절단(amputation) 후 합병증

(2) 신경섬유의 불규칙한 덩어리(unorganized mass)

3) CRPS(Complex Regional Pain Syndrome)

(1) RSD(reflex sympathetic dystrophy)로 불렸던 증상

(2) 자발적인(spontaneous) 통증이 있어야하며, 통증 부위에 부종, 피부 혈액 공급의 이상, 발한(sudomotor) 기능의 이상 등이 있음

5. CTD(Cummulative Trauma Disorders)

1) CTD의 발생은 같은 근육에 축적된 손상이 힘줄과 근육의 염증으로 이어지게 될 경우

2) 휴식

3) 힘줄염(tendinitis), 신경 압박 증후군, 근육 근막 통증(myofascial pain)

4) 위험 요소

(1) 반복(repetition)

(2) 높은 강도(high force)

(3) 나쁜 관절의 자세(awkward joint posture)

(4) 직접적인 압력(direct pressure)

(5) 진동(vibration)

(6) 장시간의 정적 자세(prolonged static positioning)

OCCUPATIONAL THERAPY

3

C·H·A·P·T·E·R

엉덩관절전치술 (THR : total hip replacement)

2024 OCCUPATIONAL THERAPY

꼭! 알고 넘어가기!!

- THR의 원인과 종류를 이해한다.
- THR 이후 관리 및 ADL 방법을 반드시 학습한다.

3.1 개요

호발부위	• 체중지지가 많은 관절에 잘 발생됨 – 엉덩관절과 무릎관절이 대표적 사례가 됨(남성은 엉덩관절, 여성은 무릎관절에 호발) – 엉덩관절 골절, 골관절염(OA) 등이 원인이 됨
노인의 골절위험	• 노인층이 가장 높은 엉덩관절 골절의 위험을 지님 – 감소된 기동성, 골다공증 등이 대표적인 위험 요인이 됨 – 기타 요인 → 유연성 감소, 근력 감소, 시력 감퇴, 느린 반응, 보조도구(지팡이, 워커 등)의 사용 등 → 관절염 또는 다른 관절질환을 지닌 환자 → 여성이 남성보다 골다공증에 더 쉽게 노출됨

3.2 골절의 일반적 의학적 관리(General medical management of fracture)

정형외과 작업치료사	• 치료 전 골절 부위, 형태, 원인 등에 대한 충분한 이해가 필수적임 • 예상되는 위험 요소, 주의점, 합병증 등에 대한 이해가 필요함 • 골절과 관련된 회복, 의학적 관리 등에 대한 기본적 이해가 필요함
골절(fracture)의 원인 및 회복	• 뼈가 견딜 수 없는 장력(tension), 압박(compression), 틀어짐(shearing force) 등으로 발생됨 • 회복(healing)은 골절 후 바로 시작됨 • 골아세포(oteoblasts)가 뼈를 형성시키는 역할을 함

골절(fracture)의 원인 및 회복	• 적절한 회복을 위해 혈액공급 및 산소공급이 필요함 • 핀(pin), 금속판(plate), 철사(wire)를 사용해 고정하고 보호함(수술적 중재) • spica cast로 추가적 보호를 제공할 수 있음
회복에 영향을 미치는 요소	• 나이, 건강상태, 골절의 부위, 골절 모양, 초기 이탈 정도, 혈액공급 등
외상 및 병적 골절	• 외상 – 대부분의 외상은 낙상(falling)으로 인해 발생됨 – 골다공증의 발생이 원인이 됨 → 65세 이상에 있어 흔한 뼈 질환임 → 뼈의 밀도 감소가 감소됨 → 척추체(vertebral body), 넙다리뼈(femur), 위팔골(humurus), 노뼈(radius)의 먼쪽에 호발함 • 병적(pathological) 골절 – 질병이나 종양에 의해 발생되는 골절
의학적 관리 (medical management)	• 골절치료의 목적 – 통증 감소 – 뼈의 올바른 자세 유지 – 골절 회복 – 최상의 기능 회복 • 골절 정복(reduction) – 뼈 조각들을 정상적으로 정렬하고 복구하는 것 – 개방법(open procedure)과 폐쇄법(closed procedure)이 있음 – ORIF(open reduction and internal fixation)가 사용됨 → 핀, 나사, 판(plate), 막대(rod) 등을 사용한 수술적 방법 → 과도한 힘이 걸리는 것을 예방할 수 있음

※ **체중지지의 제한**(weight-bearing restriction)

NWB(Non Weight Bearing)	• 손상된 사지에 전혀 체중이 실리지 않음
TTWB(Toe-touch Weight Bearing)	• 균형 제공을 위해 지면에 발가락 닿기만을 허용함 • 서있는 동안 체중의 90%는 아직 정상 다리에 있음 • 환자는 발밑에 계란이 있다는 상상을 하도록 교육 받게 됨
PWB(Partial Weight Bearing)	• 체중의 50%가 손상된 다리에 실릴 수 있음
WBAT(Weight Bearing At Tolerance)	• 환자의 판단으로 너무 많은 통증이 발생되지 않을 정도로 다리에 체중을 실을 수 있음
FWB(Full Weight Bearing)	• 골절 부위에 손상이 발생되지 않을 수준으로 100%의 체중을 실을 수 있음

3.3 엉덩관절골절(Hip fractures)

1. 종류

넙다리뼈목골절 (Femoral neck fractures)	• 60세 이상의 성인 및 여성에게 호발함 • 골다공증이 있는 경우 약간의 손상이나 돌림장력에도 골절이 쉽게 발생될 수 있음 • 치료 시 혈액공급 문제로 인한 합병증이 나타날 수 있음 • 골다공증이 있는 경우 금속의 고정이 어려움 • 수술의 결정 – 탈골(displacement) 정도 및 대퇴 머리(head)의 혈액순환 정도를 기초로 결정됨 • 수술 후 움직임 – 수술 후 1~3일부터 제한된 침상 밖 활동이 가능함(의사의 승인 후) – 보통 수술 후 6~8주 동안 목발이나 워커를 사용하게 됨
돌기사이골절 (Intertrochanteric fractures)	• 혈액공급의 영향을 받지 않음 • 주로 여성에게 일어남(고령층) • 직접적인 외상 및 낙상과 같은 돌기(trochanter) 위의 충격이 원인이 됨 • ORIF(open reduction internal fixation)가 선호됨
돌기아래골절 (Subtrochanteric fractures)	• 직접적인 외상이 원인이 됨 – 낙상, 교통사고 등이 주요 원인 • 60세 미만에서 가장 많이 발생하는 골절임

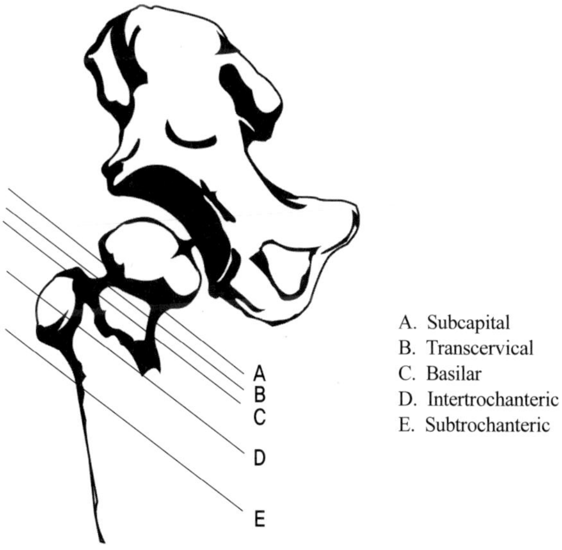

그림 3-1 넙다리뼈의 골절 수준(level)

3.4 엉덩관절전치술(Total hip replacement, THR)

1. 의학적 관리(Medical management)

THR이 고려되는 경우	• 통증 치료 및 이동성(mobility)을 확보해야 할 경우 • 다른 치료가 성공적이지 못할 경우 • 일상적 작업수행 능력의 회복이 필요할 경우
THR을 고려할 수 없는 경우	• 재활 프로그램에 순응하지 않는 경우 • 기능적 향상을 기대하기 어려울 경우
수술법	① 뒤가측 접근법(Posterolateral approach) • 제한된 굽힘(flexion)이 특징 – 엉덩관절의 굽힘은 60~90도 사이를 넘지 못함 • 안쪽돌림(IR)과 모음(AD)이 제한됨 ② 앞가측 접근법(Anterolateral approach) • 바깥돌림(ER), 모음(AD), 폄(E)이 불안정하므로 주의해야 함 • 6~12주 동안 움직임에 주의해야 함
수술 후 주의점 (hip precaution)	• 다음의 주의사항을 지키지 못할 경우 탈골이 발생될 수 있음 posterolateral approach (뒤가측 접근법): • 90° 이상의 굽힘 금지(No hip flexion greater than 90°) • 안쪽돌림 금지(No internal rotation) • 모음 금지(No adduction) – 다리 교차(crossing legs or feet) 금지 anterolateral apprach (앞가측 접근법): • 바깥돌림 금지(No external rotation) • 모음 금지(No adduction) • 폄 금지(No extension)
기계적(mechanical) 요소	• 고밀도의 폴리에틸렌 소켓(socket)이 사용됨 • 넙다리뼈 머리 및 넙다리뼈 목이 금속(metal prosthesis)으로 대체됨

3.5 무릎관절전치술(Total knee replacement, Knee joint replacement)

- 일반적으로 관절염이나 골절이 있을 경우 시행됨
- 'TKR(total knee replacement), TKA(total knee arthroplasty)'로 명명됨
- 무릎 지지를 위해 'knee immobilizer'를 사용하여 제한된 움직임을 제공함
  - 수술 후 12주까지 무릎관절 돌림을 피해야 함
  - 구부림(bending)에 대한 제한은 없음
- 치료와 동시에 움직임이 중요한 치료 요소가 됨

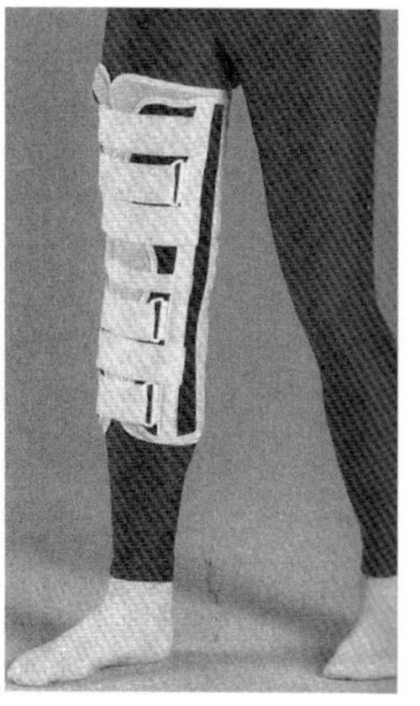

그림 3-2 knee immobilizer

3.6 심리적 요소(Psychological factors)

심리적 이슈	• 치료과정 전체에 있어 중요한 부분이 됨 • 정형외과 환자들이 경험하게 되는 감정 및 심리 – 신체 일부분의 질환, 공포, 분노, 신체 이미지 변화, 기능의 감소, 변형, 통증, 우울 등 – 심리적 문제는 상태의 진전을 방해하며, 자아상(self image)을 손상시킬 수 있음
노인	• 노화의 과정에 따른 특별한 심리적 문제를 경험하게 됨 • 노년기의 장애 – 독립성과 자부심(self-sufficiency)이 손상됨 – 책임감의 회피, 장시간의 슬픔 등이 나타남 – 병원 생활의 연장이라는 결과를 초래함 – 새로운 환경에 대한 적응이 어려움 – 익숙한 물건, 달력 등을 이용해 방을 꾸며줄 경우 도움이 됨 → 사고에 대한 기억이 감소되는 것을 도울 수 있음

3.7 하지관절(Lower extremity joint)의 전치술 시 고려사항

일반적 합병증	• 탈골(dislocation), 마모(wearing), 이식 부위의 골절, 느슨해짐(loosening part) 등
재활의 강조점	• ROM의 유지 및 증진 • 주변 근육의 점진적 근력 강화 • 부종의 감소, ADL에서의 독립성 증진

3.8 재활(Rehabilitation)

<table>
<tr><td>재활 팀</td><td colspan="2">• 구성원 사이의 커뮤니케이션(communication)이 중요한 일면임
• 구성원 사이의 분명한 역할은 효율적이고 원만한 치료 프로그램에 있어 필수적 요소가 됨</td></tr>
<tr><td rowspan="3">역할</td><td>의사</td><td>• 환자의 의학적 상태에 대한 정보를 제공함
• 특정 약물 및 치료에 대한 책임을 짐
– 환자의 약물관리
– 점진적인 치료 변화에 대한 승인</td></tr>
<tr><td>간호사</td><td>• 입원기간 동안 환자의 신체적 관리에 대해 책임을 짐
• 적절한 자세를 제공함
– 수술 후 며칠 동안 베개, 웨지(wedge) 등을 사용하여 자세를 만들어 줌</td></tr>
<tr><td>물리치료사</td><td>• 근골격의 상태(musculoskeletal status), 감각(sensation), 통증(pain), 피부 통합(skin integrity), 이동성(mobility) 등에 대한 치료 및 평가
• ROM, 사지의 근력, 근 긴장(muscle tone), 이동성(mobility) 등에 대한 정보 제공 및 치료 프로그램 개발
– 운동치료, ROM 운동, 이동(transfer) 훈련, 점진적인 보행(gait) 등
• 보행에 사용되는 적절한 보조도구를 추천함</td></tr>
</table>

3.9 작업치료의 역할(Role of occupational therapy)

<table>
<tr><td>치료의 시작</td><td colspan="2">• 수술 후 1~3일 후 환자가 침대에서 밖으로 나갈 준비가 되었을 때 시작됨
• 작업치료의 역할을 설명하고, 치료에 대한 전반적 소개를 제공함</td></tr>
<tr><td>정보의 수집</td><td colspan="2">• 환자의 작업 히스토리(occupational history), 이전의 기능 상태, 집안 환경, 거주 상황(living situation) 등에 대한 정보를 습득함</td></tr>
<tr><td>작업치료사의 역할</td><td colspan="2">• 일상의 작업(daily occupation)을 안전하게 수행하는 방법과 수단을 지도함</td></tr>
<tr><td rowspan="3">작업치료의 목표</td><td>평가 및 치료계획
(evaluation and treatment planning)</td><td>• 상지의 ROM, 근력, 감각, 협응력(coordination), 정신 상태(mental status) 등이 우선 평가되어야 함
- 기능 평가 이전에 평가됨
• ADL평가
- 통증이나 움직임 시 두려움이 있는지를 관찰해야 함
• 관절 주의사항, ADL 기술, 적절한 이동(transfer) 기술, 보조도구의 사용 등에 관한 정보를 환자에게 소개하고 훈련시킴</td></tr>
<tr><td>환자 교육
(patient education)</td><td>• 골절 위험, 관절 전치술(joint replacement) 계획 등에 관한 교육을 제공함
- 낙상(fall) 위험이 있는 환자는 넘어짐 방지 교육이 필요함
- 내용
→ 가옥 수정(home modification), 안전한 이동(transfer) 기술, 일반 대중교통 이용, 지역사회 이동 등</td></tr>
<tr><td>특정 테크닉의 훈련
(specific training techniques)</td><td>• 보조도구
- 옷 입기 스틱(dressing stick), 양말 신기 보조도구(sock aid), 긴 손잡이 스펀지(long-handled sponge), 긴 손잡이 구두주걱(long-handled shoehorn), 리처(reacher), 높여진 좌변기(elevated toilet seat) 및 이동 변기 의자(comode seat), 다리 올리기 보조도구(leg lifter), 샤워 의자(shower chair), 샤워 벤치(shower bench) 등
• 가방이 달린 워커(walker) : 작은 물건 이동 시 유용함</td></tr>
</table>

3.10 ADL

1. 침대 이동(Bed mobility)

웨지 또는 베개의 사용	• 바로 누운(supine) 자세에서 추천됨 • 다리의 교차를 예방함
옆으로 누울 경우 (side lying)	• 견딜 수 있다면 수술한 쪽으로 누워 자도록 권장함 • 반대쪽으로 누워 잘 경우 웨지 또는 베개를 이용함 　– 두 다리의 벌림(abduction)을 유지함 　– 수술한 다리의 돌림을 방지함
침대를 벗어날 때	• 신체의 양쪽 모두를 사용할 수 있도록 교육함 • 초기에는 수술 받지 않은 쪽으로만 사용할 것을 권장함
초기 침대에 들어가기	• 수술 받은 다리를 들어올리기 위해 leg lifter를 사용함 • 공중에 손잡이를 달아 이동을 도울 수 있음

2. 이동(Transfers)

1) 의자

추천되는 의자	• 바닥이 단단하고 팔걸이가 있는 의자가 추천됨 • 낮은 의자, 푹신한 의자, 기울어진 의자, 흔들의자는 피해야 함
단단한 쿠션이나 담요	• 의자의 높이를 올리는 데 사용할 수 있음
앉기 방법(순서)	① 환자는 수술한 다리를 앞으로 뻗음 ② 팔걸이를 잡기 위해 팔을 뒤로 뻗음 ③ 팔에 약간 체중을 실어줌 ④ 천천히 앉음 : 수술한 다리는 폄(extension)을 유지함 ⑤ 앉기를 마무리함
일어서기 방법(순서)	① 환자는 수술한 다리를 폄 상태로 유지함 ② 팔걸이를 밀며 일어나기 　• 뒤가측 접근법(posterolateral approach)의 경우 　　– 굽힘 방지를 위해 몸을 앞으로 기울이는 동작을 피해야 함

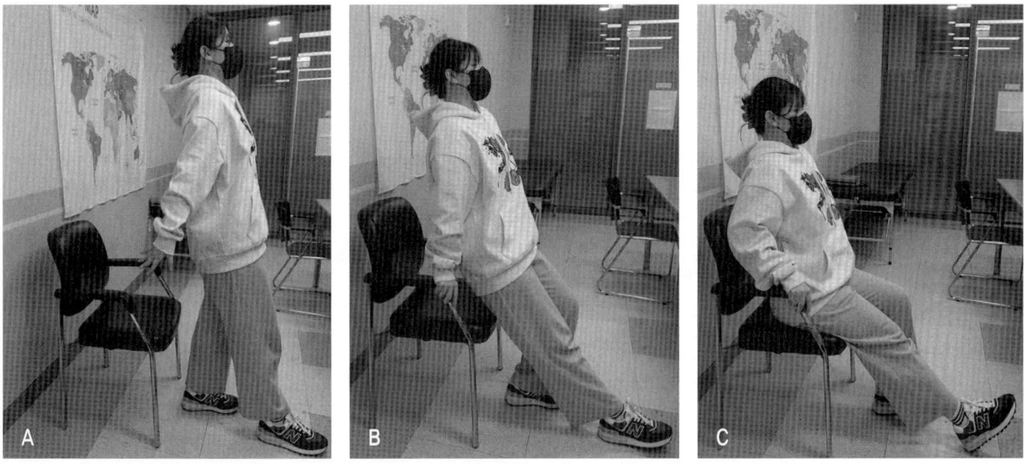

그림 3-3 앉기 순서

2) 이동식 변기 의자(commode chair)

뒤가측 접근법 (posterolateral approach)	• 높이와 각도를 조절하여 이동식 변기의 앞부분을 뒷부분보다 낮게 만들어 줌 • 엉덩관절 굽힘을 과도하게 만드는 것을 예방함
앞가측 접근법 (anterolateral approach)	• 표준형 변기(standard toilet seat)를 사용할 수 있음 • 엉덩관절의 돌림을 피하기 위해 물을 내릴 때는 일어나 뒤돌아서서 물을 내림

3) 기타 ADL

샤워실 (sower stall)	① 미끄럼 방지 • 샤워실 및 욕조(tub)에 미끄럼 방지선(nonskid strip) 또는 미끄럼방지 스티커(sticker) 등을 붙임 **들어가는 순서**: ① 워커(walker)나 목발(crutches)로 다가감 ② 수술한 다리를 먼저 이동시킴 ③ 건측 다리를 이동시킴 ② 균형(balance)의 문제가 있는 경우 • 다리의 높이 조절이 가능한 샤워 의자(shower chair) 또는 스툴(stool)을 사용함 • 손잡이(grab bar)의 설치가 필요함
샤워기가 달린 욕조 (sower over tub)	• 환자는 샤워기를 바라보고 욕조와 같은 방향으로 서도록 교육해야 함 **측면(side) 이동 방법**: • 워커나 목발을 이용하여 이동함 • 무릎을 구부리지만, 엉덩관절은 구부리지 못하게 하여 옆으로 이동함

<table>
<tr><td>자동차(car)</td><td>• 작은 차와 움푹 들어간 의자가 있는 차는 피해야 함
– 벤치(bench) 유형의 의자가 추천됨
• 장시간
<table><tr><td>앉기 순서</td><td>① 앞좌석 의자를 뒤로 밀기
② 손으로 단단한 부분 잡기
③ 수술한 다리를 뻗어 자세 만들기
④ 천천히 앉기
⑤ 등을 뒤로 기대며 앉기
⑥ 엉덩이를 밀면서 운전석으로 들어가기
⑦ 상지와 하지를 동시에 움직여 앞쪽 바라보기</td></tr></table></td></tr>
<tr><td>하지 옷 입기
(lower body dressing)</td><td>• 팔걸이가 있는 의자(또는 침대의 모서리)에 앉아 수행함
• 다리의 모음, 돌림, 교차(crossing)는 피함
• 수술한 다리로 바지 입기
<table><tr><td>옷 입기 순서</td><td>① 리처(reacher), 옷 입기 스틱(dressing stick) 등으로 옷을 가져옴
② 발까지 바지를 가져옴(수술한 다리쪽으로)
③ 무릎까지 당겨 올림
④ 건측 다리에 바지를 넣어 하의 입기를 마무리함</td></tr></table>
• 리처, 탄성 레이스(elastic laces), 긴 손잡이 구두주걱(long-handled shoehorn) 등을 이용할 수 있음</td></tr>
<tr><td>하체 목욕
(lower body bathing)</td><td>• 욕조에서의 스펀지 목욕(sponge bathing)
– 의사의 허락이 있을 경우에 실시함
• 긴 손잡이 목욕 스펀지(long-handled bath sponge), 등 브러시(back brush) 등을 이용해 목욕을 함
– 하지와 발을 안전하게 씻을 수 있는 장점이 있음</td></tr>
<tr><td>가사일
(homemaking)</td><td>• 진공청소기 사용, 물건 들어올리기, 잠자리(침대) 준비 등과 같은 힘든 가사일들(heavy housework)을 초기에는 피해야 함
• 물건 옮기기
– 큰 주머니가 있는 앞치마를 이용함
– 카트(cart)를 사용함
– 워커에 바구니를 달아 사용함
– 허리에 착용하는 가방(fanny pack)을 이용함</td></tr>
</table>

1. 두 가지 접근법

1) Posterolateral approach(뒤가측 접근법)

(1) 제한된 굽힘(flexion)이 특징
- 엉덩관절의 굽힘은 보통 60~90 사이를 넘지 못함

(2) 안쪽돌림(IR)과 모음(AD)이 제한됨

2) Anterolateral approach(앞가측 접근법)

(1) 바깥돌림(ER), 모음(AD), 폄(E)이 불안정하므로 주의해야 함

(2) 6~12주 동안 엉덩관절움직임에 주의를 요함

2. 주의할 점

1) Posterolateral approach(뒤가측 접근법)

(1) 90° 이상의 엉덩관절굽힘 금지(No hip flexion greater than 90°)

(2) 안쪽돌림의 금지(No internal rotation)

(3) 모음의 금지(No adduction) 다리 교차(crossing legs or feet)

2) Anterolateral apprach(앞가측 접근법)

(1) 바깥돌림의 금지(No external rotation)

(2) 모음의 금지(No adduction)

(3) 폄의 금지(No extension)

3. 작업치료

1) 침대 이동(bed mobility)

(1) 적절한 웨지 또는 베개를 이용
- 바로 누운(supine) 자세에 추천

(2) 옆으로 누울 경우
① 견딜 수 있다면 수술한 쪽으로 누워 자도록 권장
② 반대쪽으로 누워 잘 경우 웨지 또는 베개를 이용

(3) 초기 침대에 들어가고 나올 때
- 수술 받은 다리를 들어올리기 위해 leg lifter를 사용

2) 의자(chair)

(1) 의자 추천
① 바닥이 단단하고 팔걸이(armrest)가 있는 것이 추천됨
② 낮은 의자, 푹신한 의자, 기울어진 의자, 흔들의자는 피함

(2) 딱딱한 쿠션이나 담요를 이용할 수 있음

(3) 앉기 방법

① 환자는 수술한 다리를 앞으로 뻗기

② 팔걸이(armrest)를 잡기 위해 뒤로 뻗기

③ 천천히 앉으면서 수술한 다리의 폄(extension)을 유지

3) 자동차(car)

(1) 작은 차와 움푹 들어간 의자는 피해야 함

• 벤치(bench) 같은 의자가 추천됨

(2) 앉기 순서

① 앞좌석 의자 뒤로 밀기

② 단단한 부분 잡기

③ 수술한 다리 뻗기

④ 천천히 앉기

⑤ 등을 뒤로 기댐

⑥ 엉덩이로 미끄러져서 운전석으로 들어가기

⑦ 상지와 하지를 동시에 움직여 앞쪽으로 향하기

4) 하지 옷 입기(lower body dressing)

(1) 팔걸이가 있는 의자 또는 침대 모서리에 앉아 수행

(2) 다리의 모음(AD), 돌림(R), 교차(crossing)를 피함

(3) 수술한 다리에 바지 입기

① 리처(reacher), 옷 입기 스틱(dressing stick)을 사용

② 발까지 바지를 가져옴

③ 무릎까지 당김

5) 하체 목욕(lower body bathing)

(1) 욕조에서의 스펀지 목욕(sponge bathing)

(2) 긴 손잡이 목욕 스펀지(long-handled bath sponge), 등 브러시(back brush) 등 이용

• 하지 및 발을 안전하게 씻을 수 있음

6) 가사일(homemaking)

(1) 진공청소기로 청소하기, 들어올리기, 잠자리(침대) 준비하기와 같은 힘든 가사 일(heavy housework)

(2) 물건을 옮기는 방법

① 큰 주머니가 있는 앞치마의 이용

② 카트(cart)의 사용

③ 워커에 바구니를 달아서 사용

④ 허리에 착용하는 가방(fanny pack)을 이용

OCCUPATIONAL THERAPY

4

C·H·A·P·T·E·R

요 통
(LBP : low back pain)

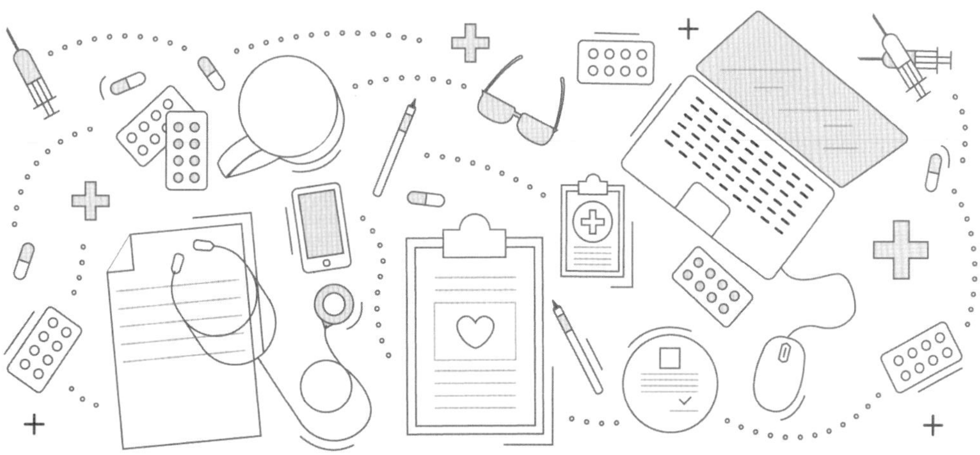

2024 OCCUPATIONAL THERAPY

꼭! 알고 넘어가기!!

- 요통의 일반적인 특징을 이해한다.
- 요통과 휴식에 관련된 문제들이 국가고시에 빈번히 출제되고 있다.
- 요통의 작업치료와 ADL활동 원칙들이 국가고시에 빈번히 출제되고 있다.

4.1 개요

일반적 특성	• 타인에게 꾀병으로 보일 수도 있음 : 주관적 통증 • 갑자기 발생하며 여러 가지 증상을 동반함 • 자기만의 주관적 상해라는 특성을 지님
발병	• 주로 25~55세 성인에게 발병함
원인	• 한 번의 상해나 사건으로 발생하는 것은 아님 • 척추관절에 지속적인 스트레스가 있을 때 발생됨 • 장기간(몇 시간~몇 년)에 걸쳐 습관적인 나쁜 자세가 원인이 됨 　– 앞으로 구부린 자세 　– 지속적인 정적 자세(static posture) 　– 밀기, 당기기, 들기, 운반과 같은 반복적인 동작
요통관리 목표	• 장애의 예방 • 이전 기능으로의 회복
작업치료사의 역할	• 다양한 역할을 수행함 • 기능적 활동(functional activity)의 수행을 도움 • 정상적인 척추정렬을 유지하도록 환자를 교육하고 훈련시킴
관련 인대	• ALL(Anterior Longitudinal Ligament) • PLL(Posterior Longitudinal Ligament) 　– 선천적인 구조적 취약성을 지님

4.2 척추사이원판(Intervertebral disk)

1. 개요

병리	• 일반적으로 요통의 주요 원인이 됨 • 중심부(central portion)의 추핵(nucleus pulposus)과 섬유륜(annulus fibrosus)으로 구성됨 • 정적(static)이며 반복적인 굽힘(flexion)은 핵을 밖(back)으로 밀어냄 – 섬유륜의 손상(찢어짐)이 발생됨 • 척추사이원판에 가장 큰 스트레스가 되는 움직임 – 굽힘(flexion)과 돌림(rotation)의 복합적 움직임
노화로 인한 변화	• 나이가 들면서 유연성은 줄어들고 높이는 감소함 • 작은 장력에도 쉽게 내부 손상이 발생될 수 있음 • 심한 통증과 근육 연축(muscle spasm)의 원인이 됨

2. 신경(Nerves)

척추사이 구멍 (intervertebral foramen)	• 요추 신경이(lumbar spinal nerve) 지나감 – 하지의 근육으로 내려가는 3가지 주요 신경이 지나감 → 넙다리 신경(femoral nerve) → 폐쇄신경(obturator nerve) → 궁둥신경(sciatic nerve)
영향을 미치는 요소	• 추간판(disk), 인대(ligament), 돌기사이(facet) 관절

3. 척추의 근육(Muscle)

기능	• 척주(vertebral column)의 움직임을 유발함 • 척주의 직립을 만드는 근육 – 척주 주변의 근육보다는 엉덩관절 및 대퇴부의 근육이 더 큰 작용을 함
구조	• 척추의 여러 가지 구조들 – 척추사이원판(vertebral disks), 인대(ligaments), 신경 및 근육(nerves & muscles) 등 • 요추부(lumbar spine)는 가장 큰 운동이 발생되지만 구조적으로 취약함 – 가장 큰 운동 장력(strain)에 쉽게 노출됨

구조	• 디스크(disk)와 인대(ligament)가 구조적으로 가장 취약한 부분이 됨 – 손상이 잘 발생됨
관련 근육	• 심부의 근육(deep muscle) – transversospinalis, interspinalis, spinalis, longissimus, iliocostalis • 표면의 근육(superficial muscle) – 넓은등근(latissimus dorsi) • 척추 주변의 근육(paravetebral muscle) – rectus abdominis, internal & external obliques, transvesus abdominis • 몸통의 측부 근육(lateral muscle) – quadratus lmborum, psoas

4.3 요통(LBP) 환자의 재활(Rehabilitation)

1. 보존적 치료(Conservative approach)

- 휴식 제공, 활동의 제한, 약물 처방
  - 보통 비스테로이드계 약물(NSAIDS)을 처방함
- 물리치료 및 작업치료

2. 평가

물리치료 (physical therapy)	① S(subjective) • 상해(injury)의 기전(mechanism) • 증상의 진행 • 최근의 치료 및 결과 • 환자의 의학적 병력(medical history) • 수면 방해물들 : 잠자는 바닥 면, 자세, 베개의 사용 등 • 업무 자세 • ADL 자세 및 통증 행동 • 이전의 기능적 수준 – 자기 관리(self-care), 일(work), 레저 활동 ② O(objective) • 정적 및 동적 자세

<table>
<tr><td>물리치료
(physical therapy)</td><td>• 보행(gait)
• 척추의 AROM
• 모든 사지의 AROM
• 골반의 균형(symmetry)
• 긴장 징후(tension sign)
• 근력, 반사, 감각
• 하지 근육의 유연성 및 균형(symmetry)
• 척추 요소의 수동적 움직임
• 척추 및 척추 주변 연부조직 촉진(palpation)</td></tr>
<tr><td>작업치료</td><td>• 물리치료와 정보수집의 내용이 비슷함
• ADL에 대한 기능적 평가
– 각 활동의 실제 관찰을 통해 잘못된 자세 및 신체 메커니즘을 평가함
• 평가 시 관찰 내용
– 무의식적인(spontaneous) 움직임 관찰
예 다리 긁기, 앉아 있을 때의 자세, 의자에서 일어날 때의 연속적 움직임 등
– 통증 행동 관찰
예 얼굴 찌푸림, 신음 소리(grunt) 등
– 들어올리기(lifting) 및 옮기기(carrying) 평가</td></tr>
<tr><td>기타</td><td>① Hoover's test
<table>
<tr><td>적용</td><td>• 대상자가 허리척수신경(lumbar spinal nerve)에 문제가 있는 것처럼 꾀병을 부리는지 알기 위해</td></tr>
<tr><td>방법</td><td>• 바로 누움, 발뒤꿈치를 검사자가 받치고 대상자가 반대쪽 다리를 들어 올리도록 한다.</td></tr>
<tr><td>결과</td><td>• 검사자는 반대쪽 다리의 압력이 증가하는 것을 느껴야한다; 대상자는 지레의 힘을 얻으려고 노력하기 때문
• 꾀병이라면 아무런 느낌이 없을 것이다.</td></tr>
</table>
② Burn's test
<table>
<tr><td>적용</td><td>• 대상자가 허리척수신경(lumbar spinal nerve)에 문제가 있는 것처럼 꾀병 부리는지 알기 위해</td></tr>
<tr><td>방법</td><td>• 의자 위에서 무릎을 꿇고 몸을 굽혀 손가락이 바닥에 닿게 한다.</td></tr>
<tr><td>결과</td><td>• 이 자세를 하지 못하거나 평형을 잃는다면 꾀병; 문제가 있는 사람도 이런 자세를 취할 수 있다.</td></tr>
</table>
</td></tr>
</table>

<table>
<tr><td rowspan="4">기타</td><td colspan="2">③ Compression test</td></tr>
<tr><td>적용</td><td>• 척수신경뿌리(spinal nerve root)를 누르는 돌출된 원반(disc)이 있는지 평가</td></tr>
<tr><td>방법</td><td>• 대상자를 앉히고 뒤에 서서 양쪽 어깨를 아래쪽으로 반듯이 누른다.</td></tr>
<tr><td>결과</td><td>• 증상 악화 양성</td></tr>
</table>

3. 치료(Treatment)

1) 물리치료(physical therapy)

<table>
<tr><td>1차적 관심</td><td>• 휴식 시 통증이 유발되지 않는 자세 찾기
– 사람마다 자세가 다름
– 베개, 롤처럼 말아 놓은 수건 등을 이용
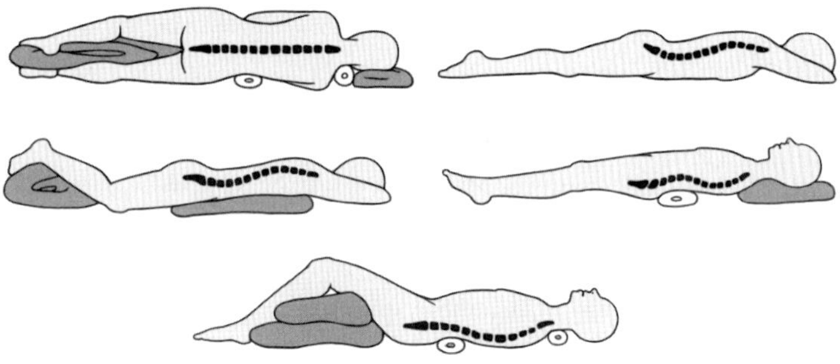
그림 4-1 다양한 휴식 자세</td></tr>
<tr><td>편안한 자세</td><td>• 바로 누운(supine) 자세, 배로 누운(prone) 자세, 옆으로 누운(side-lying) 자세
• 베개, 수건 등을 이용해 신체 구조에 맞게 지지해주므로 근 긴장을 감소시킴</td></tr>
<tr><td>휴식</td><td>• 반드시 운동(exercise)과 함께 수행되어야 함
• 초기 휴식 방법
– 누워있기 1회당 10~20분으로 하루 3회 이상 실시함
– 앉기, 서기, 걷기로 인해 발생된 스트레스를 감소시킴
• 통증의 감소
– 통증 감소 효과는 1~3일 사이에 발생되어야 함
• 온전한 침상 휴식(bed rest)은 바람직하지 않음
– 직립(upright) 자세를 견딜 수 없을 경우에만 처방됨</td></tr>
</table>

얼음과 열 (ice & heat)	• 휴식 시 비정상적인 근 긴장(abnormal muscle tone)을 감소시켜줌 • 통증(pain) 감소를 위해 가정에서도 쉽게 사용할 수 있음 • 근 연축(spasm)을 완화시킴
운동	• 요통 환자는 운동을 금함 – 증상을 악화시키고 문제(disability)를 장기화시킴 • 통증이 조절된 후 운동을 시작할 수 있음 • 느리고, 부드러우며, 점진적인 운동을 실시해야 함 – 개인마다 적절한 내용으로 디자인되어야 함 – 운동은 통증 없는 범위 내에서 수행되어야 함
모달리티 (modality)	• 울트라 사운드(ultrasound), 전기적 자극(electrical stimulation) 등을 사용함 • 통증과 근 연축이 지속될 경우에 사용함 • 통증 감소 및 근 긴장을 정상화시키기 위해 사용함
유산소(aerobic) 운동 및 근력 운동	• 통증 감소가 성취되고 증상 조절이 시작될 때 실시함 – 운동은 매우 보존적(conservative)이어야 함 – 부드럽게 등급화시켜 나아가야 함 – 너무 급진적 운동은 요통의 재발생을 초래함
침상 이동성 (bed mobility)	• 침상 이동 테크닉 및 기술(skill)은 작업치료사와 물리치료사가 교육함 • 환자는 허리(lumbar spine)의 굽힘(flexion)과 틀어짐(torsion)을 감소시키는 방법을 배워야 함 – 침대에서 일어나기(그림 4-2) → 옆으로 구르기(그림 A) → 무릎을 앞쪽으로 구부려 침대를 벗어난 뒤, 팔을 이용해 밀고 일어남(그림 B) → 척주의 정렬(alignment)을 지속적으로 유지시켜야 함 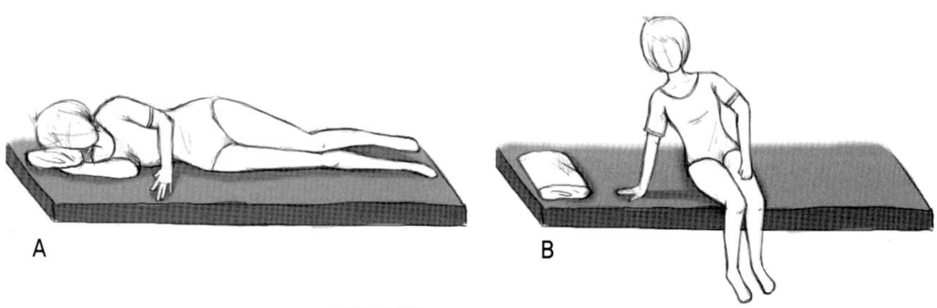 **그림 4-2** 침대에서 일어나기

<table>
<tr><td rowspan="5">침상 이동성
(bed mobility)</td><td colspan="3">※ 근육 연축(spasm) 완화를 위한 얼음 및 열의 사용</td></tr>
<tr><td>얼음과 열의 사용
(use ice or heat)</td><td colspan="2">• 얼음과 열 모두 통증과 근육 연축(spasm) 감소에 효과적임
• 보통 얼음(ice)이 열(heat) 보다 더 효과적임
• 보통 열을 10분정도 사용한 다음 얼음을 10분정도 사용함</td></tr>
<tr><td>주의할 점
(remember)</td><td colspan="2">• 휴식 시 얼음과 열을 사용함(잠자거나 앉은 상태에서는 사용하지 않음)
• 20분 이상 적용하지 말 것
• 통증이 있을 때 하루 3~5회 정도 반복함</td></tr>
<tr><td>냉 팩(ice pack)
만들기</td><td>• 방법 1
– 축축한 수건에 싸여진 얼린 완두콩(pea) 주머니를 봉하여 사용함
– 완두콩을 얼려 재사용이 가능함
– 앞서 지시한 내용대로 적용함
– 콩은 식용할 수 없음</td><td>• 방법 2
– 지퍼 팩에 조각 얼음을 넣음
– 등 위에 젖은 수건을 올려놓음
– 앞서 지시한 내용대로 적용함
– 다시 얼려서 사용할 수 있으며 다시 부서트려 사용할 수 있음</td></tr>
<tr><td>열 팩(heat pack)
만들기</td><td>• 방법 1
– 젖은 수건을 전자레인지에 넣음
– 온도를 평가함
– 위에서 지시한 내용대로 적용</td><td>• 방법 2
– 낮은 온도의 가열 패드(heating pad)를 사용함
– 가열 패드에서 잠자는 것을 불허함
– 가열 패드를 이용하여 의자에 앉아있기 또한 불허함
– 앞서 지시한 내용대로 적용함</td></tr>
<tr><td>기타</td><td colspan="3">① 골반 견인(pelvic traction)
• 하지의 반사적 증상, 통증, 이상감각을 줄여줄 수 있음
② 풀장 운동(pool exercise)
• 급성기 환자의 대체치료 방법임
• 체중지지(weight bearing) 관절에 가해지는 중력을 감소시킴(부력을 이용함)
– 통증 없이 움직임이 가능해짐
• 관절에 스트레스를 적게 주는 치료법임</td></tr>
</table>

2) 작업치료

중재 (intervention)	① 에너지 보존(energy conservation) 및 페이스 유지(pacing)에 대한 교육 • 모든 자기유지(self maintenance) 활동, 직업(work), 놀이(play), 레저(leisure) 활동과 관련된 증상을 조절하기 위해 ② 특정 활동에 대한 근력 및 지구력의 확보 • 척추의 스트레스를 최소로 유지하며, 점진적이고 반복적인 업무 수행하기 ③ 잘못된 신체역학(body mechanics) 및 자세(postures)에 대한 교육 • 기능 수행 시 올바른 테크닉의 사용에 대한 교육 및 훈련

중재 (intervention)	④ 보조도구 사용에 대한 훈련 • ADL의 독립성 증진을 위해 • 증상의 재발생을 최소화하기 위해 ⑤ 가상의 업무(simulated work task) 훈련 • 척추에 발생하는 스트레스를 최소화시키기 위해 • 일에 대한 지구력(tolerance)을 등급화하기 위해 ⑥ 신체역학 가상훈련(simulation of body mechanics) • 놀이 및 레저 활동의 적절성을 결정하기 위해 실시함 • 재활기간 동안 그 활동들이 적절한지를 결정함
목표(goal)	• 기능적 독립성을 최대 수준까지 성취하기 • 역할과 관련된 모든 업무에서의 독립성 성취하기
기능 훈련 (functional training)	• 환자와 대화를 통해 교육하는 것보다는 테크닉의 실제 사용을 통한 기능훈련과 연습이 훨씬 더 효율적임 • 앉기(sitting), 들어올리기(lifting), 나르기(carrying), 서기(standing)가 포함되어야 함 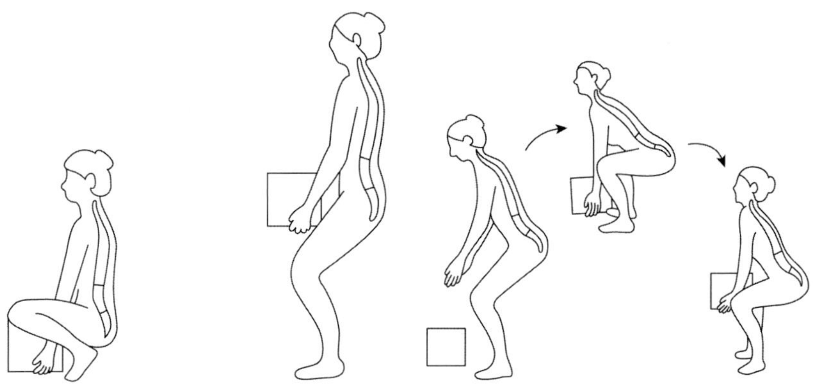 그림 4-3 들어올리기 방법
작업치료의 시작	• 환자가 직립자세(upright position)에서 활동을 견딜 수 있을 때 시작됨 • 물리치료사와 의사소통이 필요함 – 원칙으로 자세 및 신체역학을 교육해야 함 – 척추정렬(spinal alignment)에 대한 협조
교육	• 업무 단순화와 에너지 보존 테크닉을 교육해야 하며 모든 활동에 적용시킴

3) 신체역학 훈련(body mechanics training)

해부학적 취약점 (weakness)	• 허리부위 디스크(lumbar disk)와 PLL(Posterior Longitudinal Ligament) • 작업치료사는 두 가지 취약한 해부학적 구조를 인식하고, 일상의 활동들을 잘 관찰해야 함
스트레스가 발생하는 자세 (stress position)	• 허리(lumbar)가 굽힘된 상태로 장시간의 정적자세를 취할 때 • 반복적인 허리 굽힘(bending) • 정상적인 허리 커브(lumbar curve)의 유지 없이 들어올리기 및 나르기

4) 욕실 활동(bathroom activites)

올바른 자세 (balanced)	• 환자는 카운터(counter) 위에 손을 올려놓으므로 체중을 지지함 • 엉덩관절을 구부리고, 등은 굽히지 않음 • 한 발은 올리고, 머리를 듦 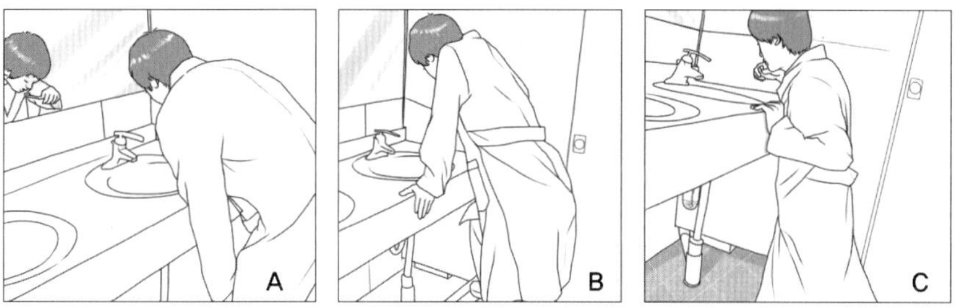 **그림 4-4** 나쁜 자세(A)와 올바른 자세(B, C) • 무릎 자세(kneeling position)를 취함 – 허리를 앞으로 구부리려는 유혹을 감소시킬 수 있음 • 카운터(counter)를 활용함 – 일어날 때 지지물을 이용할 수 있음 • 변기에 앉기 – 급성기 요통 시 변기에 반대로 앉는 것이 좋음 → 앞으로 구부리는 것을 방지함 → 지지물(support)을 제공하는 효과가 있음 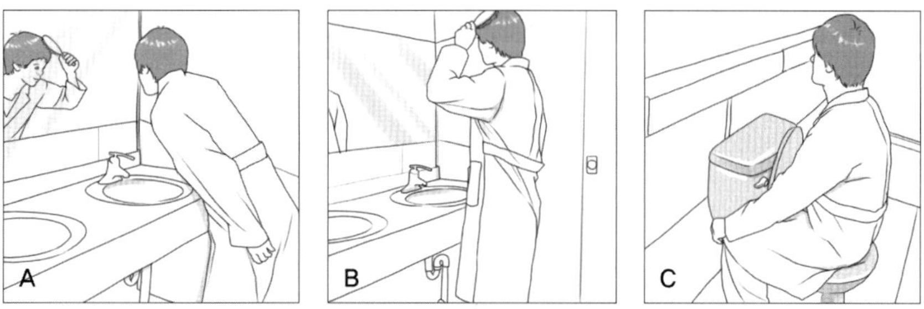 **그림 4-5** 나쁜 자세(A)와 올바른 자세(B, C)

기타	• 유동식 거울(accordion mounted mirror) : 면도 및 화장 시 구부리기에 대한 유혹을 줄여줌 • 샤워 캐디(shower caddy) : 면도기, 칫솔, 치약 등을 담을 수 있음 • 목욕 거울(tub mirror) : 낮은 싱크대 위에서의 사용을 피할 수 있음 • 탕내의 손잡이(tub bar) : 안전성을 높여줌(노인, 균형감이 낮은 사람일 경우)

5) 침대 만들기(bed making)

올바른 자세	• 침대의 한쪽 면에 서서 반대쪽 닿기를 위한 뻗기(reach)는 피해야 함 • 침대 위에 올라가기 또는 무릎 사용(kneeling)이 바람직한 동작이 됨 – 앞으로 구부리기를 감소시킴 – 올바른 척추(back) 자세를 유도함
기타	• 먼 쪽의 마무리는 침대 주변으로 걸어가서 마무리함 : 척추의 구부림을 예방함 • 무거운 침구류보다는 가벼운 종류의 침구(comforter)를 사용하는 것이 척추의 스트레스를 줄여줌 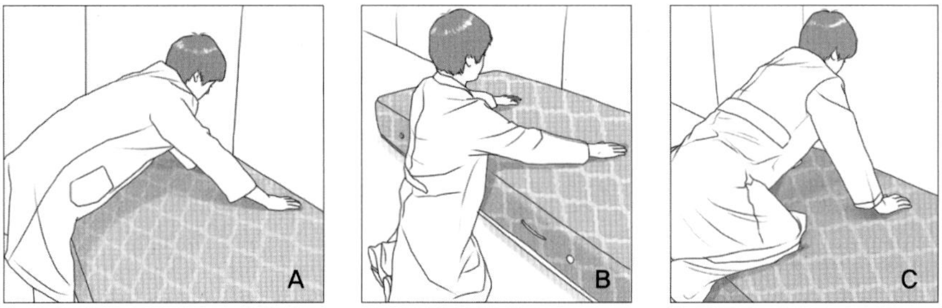 **그림 4–6** 나쁜 자세(A)와 올바른 자세(B, C)

6) 부엌 활동(kitchen activities)

자주 사용되는 물건들	• 허리와 어깨 사이의 높이에 두는 것이 바람직함 – 굽힘을 감소시키기 위해
낮은 위치 물건 꺼내기	• 한 쪽 무릎을 굽힘 → 물건 집기 → 카운터 위에 물건 올리기 → 지지물(의자, 카운터 등)을 이용해 일어서기 • 지지물이 없을 경우에는 자신의 허벅지를 손으로 밀며 일어날 수 있음

<table>
<tr><td>낮은 위치
물건 꺼내기</td><td>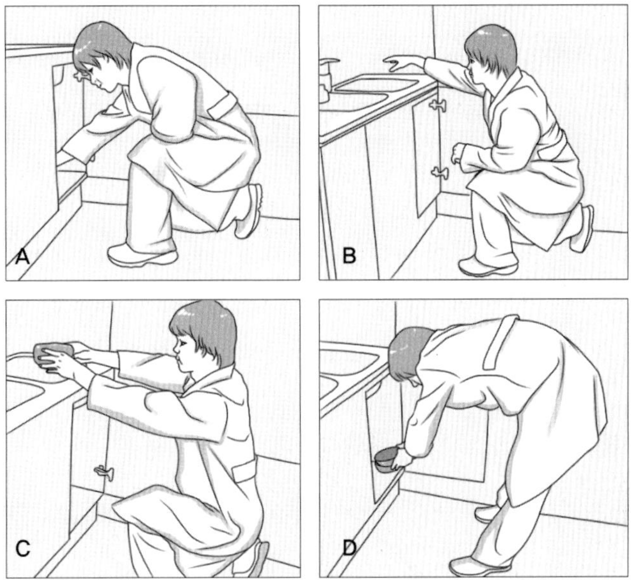
그림 4-7 나쁜 자세(D)와 올바른 자세(A, B, C)</td></tr>
</table>

7) 세탁(laundry)

<table>
<tr><td>올바른 방법</td><td>• 빨래 덩어리를 작게 유지해야 함
• 한두 번의 큰 빨래뭉치보다는 여러 번의 작은 뭉치로 나누어 허리의 스트레스를 줄여줌
• 세탁기 안으로 허리 굽히기 동작은 피해야 함
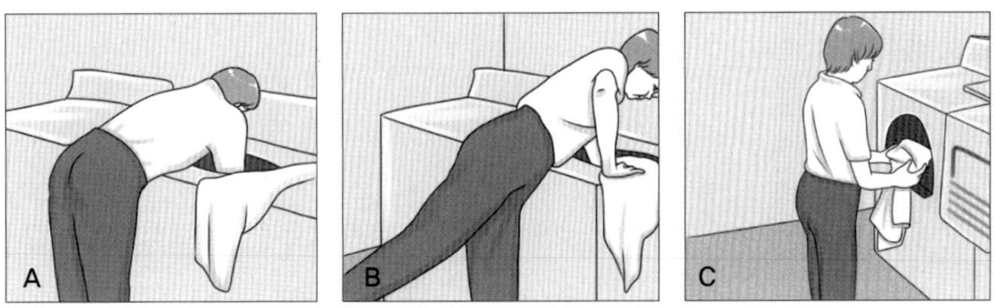
그림 4-8 나쁜 자세(A)와 올바른 자세(B, C)
• 빨래가 젖었을 때 큰 덩어리의 빨래를 다루는 것은 피해야 함
• 하지를 이용하는 것이 좋음
– 앞으로 굽히기(또는 뻗기를) 대신해 발을 사용함
• 전면 세탁기(입구가 전면에 있는 세탁기)
– 허리를 굽히거나 돌리는 것을 방지하기 위해 무릎을 사용함</td></tr>
</table>

8) 가사 유지(home maintenance)

구분	내용
초기 회복기	• 진공청소기, 차 관리, 풀 깎기, 삽질 등은 권장되지 않는 활동이 됨 • 상태가 어느 정도 안정화되었을 때 재발 예방을 위한 교육이 필요함

진공청소기 및 빗자루의 사용	• 몸에 밀착시켜 사용함
	• 가능한 발과 하지를 이용함
	  – 몸을 앞으로 굽히거나 뒤틀림(twisting)을 예방하기 위해 발과 다리를 사용함
	  – 의자나 테이블 아래를 청소할 때 유용한 방법이 됨
	• 엉덩관절과 무릎을 구부리고 등(back)은 바른 자세를 유지해야 함
	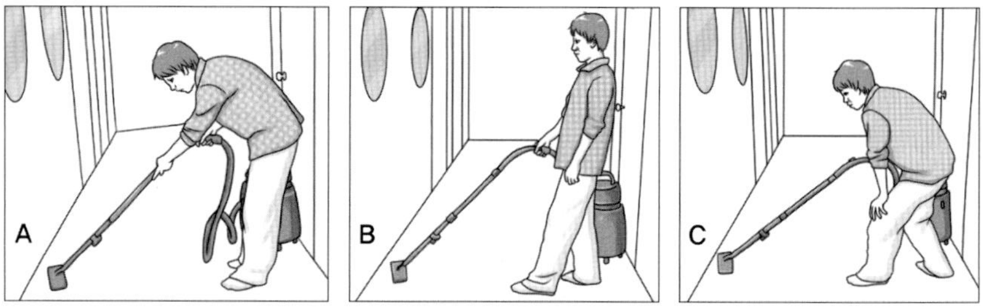
	그림 4-9 나쁜 자세(A)와 올바른 자세(B, C)

집안 정리 방법	• 자주 사용하는 물건들은 허리와 가슴 레벨 사이의 선반에 둠
	• 가장 자주 사용되는 물건들은 냉장고 위쪽에 저장함
	• 부엌에서는 무릎 패드(kneeling pad)를 사용함
	  – 오븐, 식기세척기, 냉장고의 낮은 선반 등을 사용할 때 이용함
	• 들고 옮기는 것을 피하기 위해 에너지 보존을 위해 바퀴달린 카트(cart)를 사용함
	• 점원에게 가볍게 나눠 넣어달라고 요구하거나 배달을 부탁함
	• 차 트렁크에 상자 등을 깔아 바닥 높이를 올려줌
	  – 대체방법으로 뒷좌석을 이용할 수도 있음
	• 허리 수준의 높이, 얕은 깊이의 카트를 제공하는 상점을 이용함
	• 스트레스가 발생하는 신체적 자세로 인해 갑작스런 통증이 발생하면, 직립 자세(서기)를 만들고 척추의 정상 커브를 재정렬(realign)시킴
	  – 같은 활동을 시작하기 전 스트레칭 운동을 실시하는 것이 바람직함

9) 기타

<table>
<tr><td>물건 들기</td><td>• 옮길 물건을 신체 가까이에 부착시킴
• 무릎을 이용해 일어남
　– 허리의 사용을 최소화함
• 등을 곧게 유지해야 함
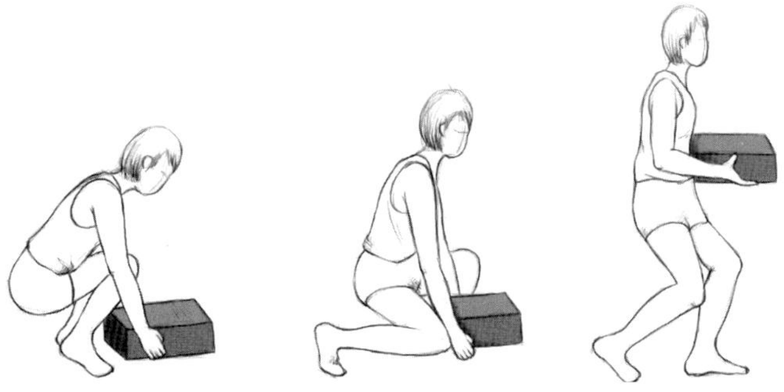
그림 4-10 물건 들기</td></tr>
<tr><td>낮은 곳의 물건 정리하기</td><td>• 무릎을 이용하므로 허리의 사용을 최소화함
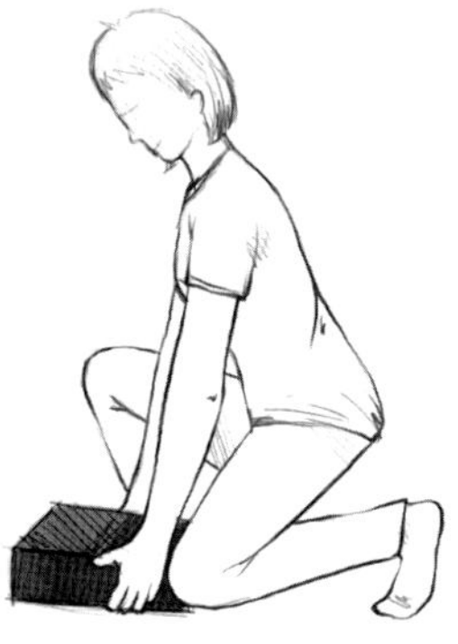
그림 4-11 낮은 곳의 물건 정리하기</td></tr>
<tr><td>양말 및 신발 신기</td><td>• 바로 누워서(supine) 신기
• 무릎이나 지지물을 이용해 신기
• 쉽게 신을 수 있는 타입의 신발을 사용함
• 긴 손잡이의 구두칼(shoehorn)을 이용함
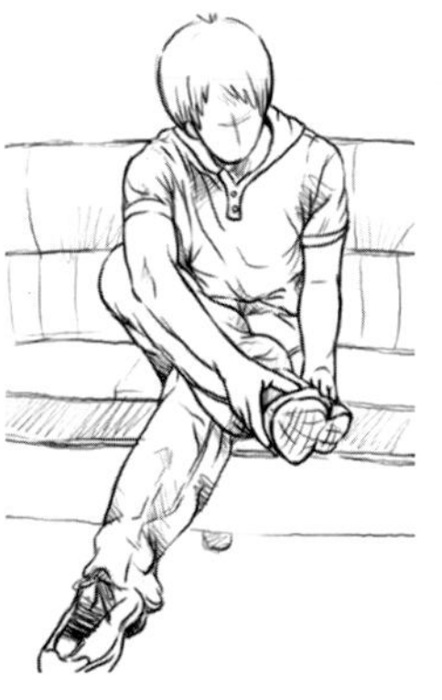
그림 4-12 신발신기</td></tr>
</table>

아기 다루기 (child care)	• 아기를 다룰 때 갑작스런 움직임은 통증을 증가시키며 치료를 방해함 • 높이 조절이 가능한 테이블이나 높은 면의 테이블이 추천됨 • 아기 목욕시키기 – 부엌의 싱크대를 이용하거나, 높은 곳에 욕조를 올려서 수행함 • 자동차 시트에 아기 앉히기 – 아기를 들기 전 아기를 세우거나 앉혀서 드는 것이 바람직함 → 특히 나이가 많은 아동일수록 더욱 추천됨 – 엄마와 아기와의 거리를 최소화해야 함 → 앞으로 구부리는 것을 줄여줌 → 차에 아이를 넣을 때 허리를 곧게 유지해야 함 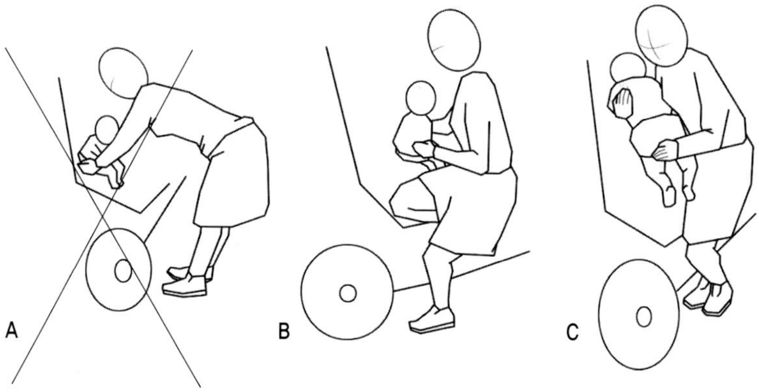 그림 4-13 나쁜 자세(A)와 올바른 자세(B, C)

1. 개요

1) 주관적인 통증
2) 주로 25~55세 성인에게 가장 많이 발생
3) 원인
  (1) 한 번의 상해 또는 사건으로만 발생하는 것이 아님
  (2) 장기간(몇 시간~몇 년)에 걸쳐 습관적 자세를 유지할 때

2. 치료(Treatment)

1) 일반적으로 편한 자세

(1) 바로 누운(supine) 자세, 뒤로 누운(prone) 자세, 옆으로 누운(side-lying) 자세
(2) 베개, 수건을 이용하여 신체의 구조에 맞게 지지해주므로 근 긴장도를 감소시킴

2) 휴식

(1) 반드시 운동(exercise)과 같이 수행되어야 함
(2) 초기 휴식
  ① 누워있기로 1회 10~20분, 하루 3회 이상
  ② 앉기, 서기, 걷기로 인해 생긴 스트레스를 감소시켜줌
(3) 온전한 침상 휴식(bed rest)은 바람직하지 않음

3) 침상에서의 이동(bed mobility)

• 환자는 요추(lumbar spine)의 굽힘(flexion)과 틀어짐(torsion)을 감소시키는 방법을 배워야 함

4) 얼음과 열(ice & heat)

(1) 휴식 시 비정상적인 근 긴장(abnormal muscle tone)을 감소시킴
(2) 통증(pain) 감소를 위해 가정에서도 쉽게 사용할 수 있음
(3) 근육의 연축(spasm)을 완화시킴

5) 운동

(1) 요통 환자는 운동을 금함
(2) 통증이 조절된 후 운동을 시작할 수 있음

6) 모달리티(modality)

• 울트라 사운드(ultrasound), 전기적 자극(electrical stimulation) 등을 사용

7) 유산소(aerobic) 운동과 근력 운동

(1) 통증감소가 성취되고 증상조절(control)이 될 때 시작함
(2) 부드럽게 등급화 함

8) 에너지 보존(energy conservation)과 페이스 유지(pacing)에 대한 교육

- 모든 자기 유지(self maintenance) 활동, 직업(work), 놀이(play), 레저(leisure)활동과 관련된 증상을 조절(control)하기 위해

9) 특정 활동에 대한 근력 및 지구력 확보

- 척추의 스트레스 최소로 유지하며 점진적이고 반복적인 업무(task) 수행하기

10) 잘못된 신체역학(body mechanics) 및 자세(postures)에 대한 교육

- 기능적 수행 시 올바른 테크닉을 사용하는 특정 교육 및 훈련이 포함

11) 보조 도구(assistive device) 사용에 대한 훈련

(1) ADL에서의 독립성 증가를 위해
(2) 증상의 재 발생을 최소화하기 위해

12) 전반적인 작업치료의 목표(goal)

- 기능적 독립성의 최대 수준을 성취하는 것

13) 업무 단순화(work simplification)와 에너지 보존(energy conservation) 테크닉

- 업무 단순화와 에너지 보존 테크닉에 대해 교육해야 하며 모든 활동에 적용시킴

3. 욕실 활동(Bathroom Activites)

1) 환자는 카운터(counter) 위에 손을 놓으므로 체중을 지지함
2) 고관절(hip)은 구부리고 등은 구부리지 않음
3) 한 발을 올리고 머리를 듦
4) 무릎 자세(kneeling position)
5) 카운터(counter)의 활용
   급성 요통 시 변기에 반대로 앉기

4. 침대 만들기(Bed Making)

1) 침대 한쪽 면에 서서 반대쪽을 닿기를 위한 뻗기(reach)는 피해야 함
2) 침대 위에 올라가기 또는 무릎 사용(kneeling)
3) 먼 쪽의 마무리는 침대 주변으로 걸어가서 마무리함
4) 무거운 침구류 보다는 가벼운 종류의 침구(comforter)를 사용

5. 부엌 활동(Kitchen Activities)

1) 자주 사용되는 물건들 허리와 어깨 사이의 높이에 둠
2) 낮은 위치의 물건을 꺼낼 때의 방법
   - 순서 : 한 쪽 무릎을 굽힘 → 물건 집기 → 카운터 위에 물건 올리기 → 지지물(의자, 카운터 등)을 이용하여 일어서기

6. 세탁(Laundry)

1) 빨래 덩어리는 작게 유지함
2) 한 두 번의 큰 빨래뭉치보다는 여러 번 작은 양으로 나누면 스트레스가 적음
3) 특히 빨래가 젖었을 때 큰 덩어리로 다루지 말아야 함
4) 하지를 이용함

7. 가사 유지(Home Maintenance)

1) 초기 회복기

- 진공청소기, 차 관리, 풀 깎기, 삽질은 권장되지 않음

2) 상태가 안정화되었을 때 재발 예방을 위한 방법들을 교육

3) 진공청소기와 빗자루의 사용

(1) 몸에 밀착시켜 사용
(2) 발과 하지의 사용
① 몸을 앞으로 굽히거나 뒤틀림(twisting)을 대신하여 발과 다리를 이동시킴
- 의자 또는 테이블 아래 청소 시

② 고관절과 무릎을 구부리고 등(back)은 바른 자세를 유지함

※ 요통 환자에게 적절한 집안 정리 방법

- 자주 사용되는 물건들은 허리와 가슴 레벨사이의 선반에 둠
- 가장 자주 사용되는 물건들은 냉장고 위쪽에 저장함
- 부엌에서는 무릎 앉기 패드(kneeling pad)를 사용함(오븐, 식기세척기, 냉장고의 낮은 선반 등을 사용할 때 이용함)
- 들고 옮기는 것을 피하기 위해 그리고 에너지 보존을 위해 바퀴달린 카트(cart)를 사용함
- 점원에게 가볍게 넣어달라고 요구하거나 배달을 부탁함
- 차 트렁크에 상자 등을 깔아 바닥을 올려줌(대체 방법으로 뒷좌석을 이용할 수도 있음)
- 허리 수준의 높이, 얕은 깊이의 카트를 제공하는 상점을 이용함
- 스트레스가 발생하는 신체적 자세로 인해 갑작스런 통증이 발생되면, 직립 자세(서기)를 만들고 척추의 정상 커브를 재정렬(realign)시킴 : 같은 활동을 시작하기 전 스트레칭 운동을 실시하는 것이 바람직함

OCCUPATIONAL THERAPY

5

C·H·A·P·T·E·R

화 상
(Burn)

꼭!
알고 넘어가기!!

• 화상의 분류에 대한 문제들이 자주 출제되고 있다.
• 화상과 관련된 다양한 문제들을 이해해야 한다.
• 화상의 회복 단계별 치료방법들이 국가고시에 빈번히 출제되고 있다.

5.1 개요

• 과거와 달리 현대 의학의 발전으로 생존율이 매우 높아짐
• 다영역적 접근법(multidisciplinary team approach)이 필요함
  – 상해를 받은 날로부터 퇴원 때까지 의학적, 기능적, 정신사회적 문제를 효과적으로 관리하고 치료하기 위해

5.2 피부의 기능(Skin function)

피부(skin)	• 우리 몸 중 가장 큰 기관임 • 외부 환경으로 부터의 보호막 역할을 함 • 기능 – 감각지각, 온도조절, 화학물질 및 세균의 침투 방지, 자외선 차단, 체액 손실의 예방 등
해부학적 구조	• 표피(epidermis) – 상피세포(중층편평상피)로 만들어져 있고 혈관은 없음 • 진피(dermis) – 모세혈관, 땀샘, 피지선, 신경관, 모낭 등으로 구성됨

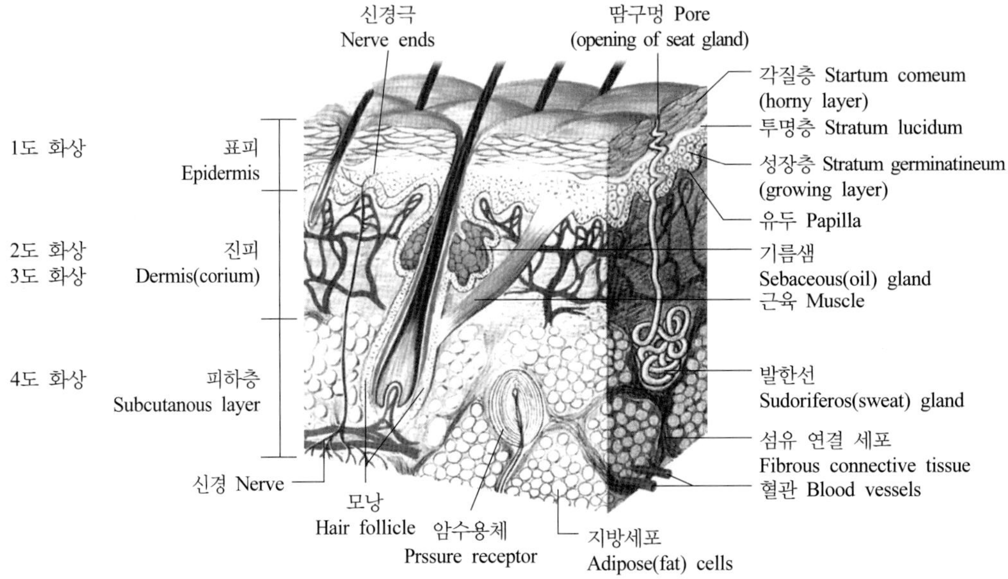

그림 5-1 피부단면

5.3 화상의 분류

원인에 의한 분류	• 온도로 인한 화상 　– 불꽃, 스팀, 뜨거운 액체, 뜨거운 재질, 저온 등으로 인한 화상 • 화학 물질로 인한 화상 • 전기로 인한 화상
깊이(depth)에 의한 분류	① superficial burns(1도) 　• 표피의 바깥층만이 손상된 화상 　• 태양열, 자외선, 짧은 불길, 불꽃에 그을림 등으로 인해 발생됨 ② superficial/deep partial-thickness burns(2도) 　• 깊은 부분적 화상 　• 표피와 진피의 일부분이 손상됨 　• 강력한 태양에 장기간 노출되거나, 화염, 증기 등이 원인이 됨 　• 불꽃, 달궈진 금속, 뜨거운 액체 등이 원인이 됨

깊이(depth)에 의한 분류

③ full-thickness(3도)
- 신경 말단의 손상
- 극도로 높은 열에 장시간 노출되어 발생됨

④ subcutaneous(4도)
- 전기, 가옥화재, 자동차 사고 등에 의한 화상
- 전층에 화상이 발생함
- 지방, 근육, 힘줄이 화상을 입을 수 있음

깊이	증상 및 조직	회복기간	흉터발생
표면(Superficial) : 1도	• 피부가 붉음(홍반) • 수포(blister) 없음, 약간의 통증 발생 • 표피 외층(superficial epidermis)까지 침범	3~7일	없음
표면일부(Superficial partial thickness and donor sites) : 2도	• 피부가 붉음(홍반), 축축함(wet) • 수포가 있음, 통증이 심함 • 표피(epidermis), 진피 상층까지 침범	2주 미만	가능성이 낮음
깊은 일부(Deep partial thickness) : 2도	• 피부가 붉음(홍반), 통증이 심함 • 일반적으로 터지는 물집(손과 발) • 표피(epidermis)와 진피(dermis) 대부분까지 침범	2주 이상	가능성이 큼
전층(Full thickness) : 3도	• 피부의 창백함 • 엉켜진 모세 혈관 • 가벼운 접촉(light touch)에 감각 없음 • 표피(epidermis)와 진피(dermis)까지 침범	장시간	발생
피부밑(Subcutaneous) : 4도	• 하부손상이 발생됨		발생

1. 손상된 신체 표면의 퍼센트(%)에 의한 분류

Area	Age(Years)					% Partial-thickness	% Full-thickness	% Total
	0~1	1~4	5~9	10~15	Adult			
Head	19	17	13	10	7			
Neck	2	2	2	2	2			
Ant. Trunk	13	13	13	13	13			
Post. Trunk	13	13	13	13	13			
R. Buttock	2.5	2.5	2.5	2.5	2.5			
L. Buttock	2.5	2.5	2.5	2.5	2.5			
Genitalia	1	1	1	1	1			
R. U. arm	4	4	4	4	4			
L. U. arm	4	4	4	4	4			
R. L. arm	3	3	3	3	3			
L. L. arm	3	3	3	3	3			
R. hand	2.5	2.5	2.5	2.5	2.5			
L. hand	2.5	2.5	2.5	2.5	2.5			
R. thigh	5.5	6.5	8.5	8.5	9.5			
L. thigh	5.5	6.5	8.5	8.5	9.5			
R. leg	5	5	5.5	6	7			
L. leg	5	5	5.5	6	7			
R. foot	3.5	3.5	3.5	3.5	3.5			
L. foot	3.5	3.5	3.5	3.5	3.5			
Total								

그림 5-2 Modified Lund and Browder Chart

9의 법칙 (rule of nine)	• 체표면적을 9%의 비율로 나누어 손상 정도를 측정하는 방법 • 간단하고 빠르지만 정확도는 낮음 • TBSA(전신 표면적 : Total Body Surface Area) – 화상을 입은 전신표면적으로 %로 표시함

<table>
<tr>
<td>9의 법칙
(rule of nine)</td>
<td>

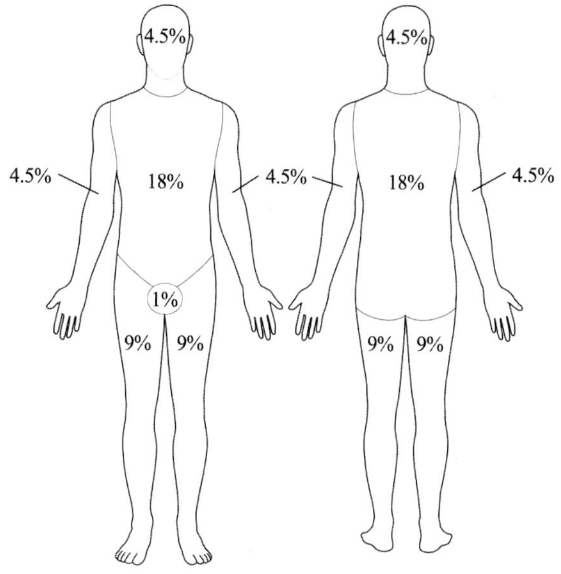

그림 5-3 9의 법칙 : 성인

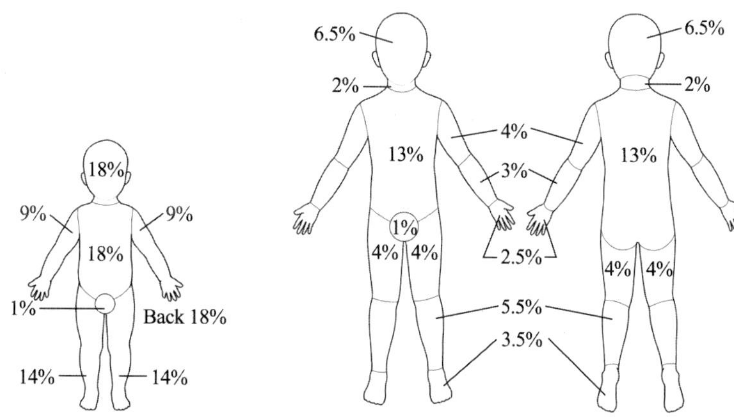

그림 5-4 9의 법칙 : 유아와 아동

</td>
</tr>
<tr>
<td>런과 브라우더 차트
(Lund and Browder chart)</td>
<td>

• 보다 정확한 화상 부위를 평가할 수 있어 대부분의 화상센터에서 사용하고 있음
• 신체 부분에 대한 화상의 면적을 백분율로 계산함

<table>
<tr><td>경도</td><td>• 성인이 체표면적 15%에 1~2도 화상을 입은 경우
• 아동이 체표면적 10%에 1~2도 화상을 입은 경우
• 성인과 아동의 체표면적 2%에 3도 화상을 입은 경우
- 얼굴과 생식기는 2%에서 제외함</td></tr>
<tr><td>중간 정도</td><td>• 성인이 체표면적 15~25%에 2도 화상을 입은 경우
• 아동이 체표면적 10~20%에 2도 화상을 입은 경우
• 성인과 아동의 체표면적 2~10%에 3도 화상을 입은 경우
- 얼굴과 생식기는 예외</td></tr>
</table>

</td>
</tr>
</table>

<table>
<tr><td rowspan="1">런과 브라우더 차트
(Lund and Browder chart)</td><td>중도</td><td>• 성인이 체표면적 25%에서 2도 화상을 입은 경우
• 아동이 체표면적 20%에서 2도 화상을 입은 경우
• 성인과 아동의 체표면적 10% 이상에 3도 화상을 입은 경우
• 얼굴과 생식기가 포함되었을 때와 다른 질병이 있을 경우
• 전기에 의한 화상인 경우에는 체표면적과 상관없이 중도에 포함됨</td></tr>
<tr><td>손상의 정도</td><td colspan="2">• 전신 표면적(TBSA)과 화상의 깊이
– 화상의 가장 중요한 지표가 됨
• TBSA가 20% 이상인 화상
– 집중 치료실에 입원하게 됨
• TBSA가 30% 보다 더 심한 심부 혹은 완전(full thickness) 화상인 경우
– 매우 심한 화상이며 상처 회복(wound closure)을 위해 장기간의 시간이 필요함
– 집중 재활치료가 필요함
• 특정 신체 부위
– 손, 얼굴, 회음부
– 별도로 손상 정도를 분류함</td></tr>
</table>

5.4 초기 의학적 관리(Initial medical management)

체액의 감소	• 화상은 체액이 감소되므로 정맥주사를 통해 체액을 보충시켜 주어야 함
림프 시스템으로 인한 부종	• 조직에 체액을 운반하는 역할 • 과도한 체액으로 인해 피하조직에 부종이 생김 • 부종의 증가로 말초 쪽의 사지에 허혈(ischemia)이 유발됨
가피절개술 (Escharotomy)	• 압력 감소를 통해 말초로 가는 혈액순환을 좋아지게 함
연기의 흡입	• 열에 의한 손상과 함께 2차적으로 진단 됨
기관지절개 (Tracheostomy)	• 기도유지가 어렵거나 호흡기 착용이 지속적일 때 시행함
기타	• 호흡 치료, 삽관(intubation), 호흡기(ventilatory) 등의 사용

5.5 상처 관리(Wound care)

• 기도 및 체액의 문제가 해결된 후 상처 치유에 집중하게 됨

세척과 청결	• 적어도 하루 1회 이상의 수치료(hydrotherapy)를 실시함
약물의 사용	• 세균 서식(organism colonization)을 지연시킴 • 세균의 수를 감소시킴

피부 이식
(Skin graft)
	• 이종이식(xenograft)
	  – 주로 돼지 피부를 사용함
	• 동종이식(homograft)
	  – 시신의 피부를 사용함

영양 공급	• 신진대사를 위해 영양공급이 매우 중요함 • 단백질, 비타민, 미네랄, 칼로리에 대한 요구가 증가되기 때문에 충분한 영양공급이 필요함 • 영양공급은 TBSA와 환자의 체중에 근거하여 제공됨 – 영양공급 정도를 확인하기 위해 매일의 칼로리와 체중을 잘 체크해야 함

5.6 관련된 문제들(Associated problems)

흉터 형성
(Scar formation)
	• 초기 치료 후 상처는 편평하며 붉은(erythemic) 형태
	  – 회복이 진행됨에 따라 비대(hypertrophy)해지거나 단단해짐
	• 상처에 영향을 미치는 요소들
	  – 치료가 장기화되면서 상처는 여러 요소들에 의해 영향을 받음
	  – 박테리아 감염은 상처치유를 지연시킴
	  – 흉터 형성을 촉진하는 염증성 반응이 나타날 수 있음
	  – 치유를 지연시키는 요소들이 흉터를 더 증가시킬 수 있음
	• 비대해진 흉터(hypertrophic scars)
	  – 일반적으로 두껍고, 단단하며, 붉은 색을 띠는 특성을 지님
	  – 봉합 후 6~8주 후부터 형성되기 시작함

흉터 형성 (Scar formation)	- 조직학적 현상 → 혈관 분포, 섬유모 세포(fibroblast), 근섬유모 세포(myofibroblast), 비만 세포(mast cell), 교원섬유(collagen fibers)의 증가가 나타남 → 상처 부위, 상처의 깊이, 인종, 나이 등이 흉터 형성에 영향을 미칠 수 있음 • 표피의 화상(superficial burn) - 보통 2주 이내에 치유되며, 흉터는 형성되지 않음 • 깊은 화상(deeper burn) - 흉터가 형성될 가능성이 높으며, 일반적으로 흉터는 12~24개월 사이에 형성됨 • 초기의 흉터 - 모든 흉터는 증가된 혈관으로 붉은 외관을 지님 - 2달 이상의 붉은 흉터는 과도한 흉터형성으로 발전되기 쉬움 - 점진적으로 단단해지며 점차 두꺼워짐 → 원래의 피부 높이보다 더 높아지게 됨
환자의 활동성	• 통증과 피부의 단단함으로 환자의 활동성이 감소됨 • 굽힘 및 모음 자세는 환자에게 편한 느낌을 줌 - 환자에게 편한 자세는 구축(contracture)을 발달시키는 자세가 됨
구축의 형성	• 상처 부위에 생긴 교원질들이 서로 유착하여 발생됨 • 흉터가 한 개 또는 여러 관절로 확대되면서 점진적인 구축이 만들어짐 - 환자는 동작이 어려워 짐 • 미성숙한 흉터 조직을 위한 치료 - 적절한 자세, 스플린트, 운동 등의 기계적 힘을 통해 긍정적인 영향을 미칠 수 있음
심리 사회적 요소 (Psychosocial factors)	• 입원 기간 동안 환자는 고립감과 의존감을 갖게 됨 • 마약성 약물(narcotic analgesia) - 치료 과정이 고통스럽기 때문에 마약성 약물이 종종 사용됨 - 상처 치료의 진행에 따라 마약성 약물의 양도 점차 줄어듦 - 퇴원 시기에는 최소의 약물로만 통증을 조절하게 됨 • 화상 후 발생되는 심리적 반응 - 우울증, 외모에 대한 회피 반응, 행동의 퇴행, 짜증 등이 나타남 - 심리적인 지지 및 지속적인 질환에 대한 교육이 필요함

5.7 화상 재활(Burn rehabilitation)

1. 치료 팀 및 치료목표

치료 팀	• 다면적 팀 접근법(multidisciplinary team approach) – 입원 시기부터 즉시 시행하며, 입원 중 및 퇴원 후에도 필요함 • 구성원 – 의사, 작업치료사, 물리치료사, 간호사, 영양사, 사회복지사, 놀이치료사 등
치료목표	• 치료 팀원들은 환자가 ADL을 독립적으로 수행할 수 있도록 격려하며 움직임의 중요성을 교육함 • 각 치료 팀의 목표를 재활 팀, 환자, 그리고 가족에게 알려 줌 • 작업치료사와 물리치료사의 유기적인 협동이 필요함 – 운동과 ADL을 촉진시키기 위해 서로 협력함 • 치료의 기본개념 – 화상 후 기능적 회복을 방해하는 가장 큰 요인은 과도한 흉터 형성이 됨 – 심한 흉터와 구축은 치료를 통해서 예방되어야 함

2. 회복 단계(Phases of recovery)

급성기 (acutecare phase)	• 화상 후 첫 72시간까지 • 상처가 표면 일부분에 있음 • 상피(epithelial)의 회복이 있을 때까지 시간이 필요함 • 표피(superficial thickness)의 화상일 경우 • 수술 없이 2주 이내에 자연적 회복이 있는 경우
수술기 및 수술 후기 (surgical and postoperative phase)	• 상처 부위의 크기에 따라 회복 기간이 늘어날 수 있음 • 감염, 패혈증(sepsis), 패혈성(septic) 쇼크가 일어날 수 있음 • 의학적 처치는 상처치유를 촉진하고 감염을 최소화하는 것
재활기 (rehabilitation phase)	• 환자가 의학적으로 안정되는 시기 • 피부 회복, 상처 형성, 재활 등의 정도가 회복에 영향을 미치는 시기 • 입원 치료와 퇴원 치료가 모두 이루어지는 시기 • 환자, 환자 가족, 치료사 모두에게 가장 도전적인 단계가 됨

3. 단계별 치료 내용

급성기 (acutecare phase)	• 부종을 감소시켜야 함 • LOM 및 피부의 운동성 상실을 예방해야 함 • 근력 및 지구력 상실을 예방함 – 자조 활동 및 독립성을 촉진함 – 재활에 대한 교육 및 방향(orientation)을 환자와 보호자에게 제공함
수술기 및 수술 후기 (surgical and postoperative phase)	• 피부 이식 부위 및 이식 제공 부위의 보호 및 보존이 주요 이슈임 – 스플린트 제작 및 자세유지 테크닉을 사용함 • 필요한 보조도구의 제작 및 제공을 통해 자조활동(self care)을 향상시킴 • 필요할 경우 지남력(orientation) 활동을 통해 인지자각(cognitive awareness) 능력을 향상시킴 • 근 위축과 지구력 상실을 예방함 • 혈전성 정맥염(thrombophlebitis)의 위험을 예방함 – 고정되지 않은 부위의 운동을 통해 예방함 • 회복 단계에 대한 교육 및 재확인
재활기 (rehabilitation phase)	• 독립적인 자조활동(self care) 기술을 교육함 • 가사관리 활동에 대한 교육 및 훈련을 제공함 – 적절한 운동, 자세, 피부 관리 등 • 근력, 지구력(activity endurance)을 향상시킴 • 관절의 유동성(mobility) 및 협응력(coordination) 향상시킴 • 부종 및 흉터 형성(scar maturation)을 조절함 – 스플린트, 압박 의복, 압박 보조 도구(pressure adapter) 등을 적용함 • 사회적 기술 및 직업적 기술들의 재습득(reacquisition)이 필요함 • 상처 및 상처 관리에 대한 교육 제공함 – 감각 및 외관의 잠재적 변화(potential change)에 대한 교육 • 부종(edema) 및 구축(contracture)의 관리, 과도한 흉터(scar hypertrophy) 관리, 외관손상(disfigurement)의 최소화함 • 자외선, 화학적 자극물, 마찰, 추위, 더위 등에 노출을 피하기 위한 보상 테크닉을 교육함 • 학교, 일, 레저 활동에 다시 참여할 수 있도록 지지하며, 퇴원 후 계획을 유도함(guide)

5.8 작업치료 평가(Evaluation)

초기 평가	• 가능하다면 입원 후 24~48시간 이내에 초기평가가 이루어져야 함 • 의무기록이나 관찰을 통해 평가가 가능함 • 환자 및 가족과의 면담 – 화상 이전의 ADL, 심리상태 등에 관한 정보획득을 위해 필요함
작업치료 평가	• 신체 기능 평가 – 화상 부위와 화상을 입지 않은 부위의 근력, 관절운동, 감각 등을 평가해야 함 • 화상의 정확한 위치와 깊이에 대한 평가 • PROM, AROM, AAROM의 평가, 관절 유동성 평가, 근력 평가 등 • 손등에 화상이 있는 경우 – DIP 관절을 점검해야 함 – 스플린트의 사용, 단추 구멍 변형(Boutonnier deformity)의 예방 등이 필요함 • ADL 평가 – 환자 또는 가족과의 면담이 필요함 – 활동을 수행할 때 보상작용 혹은 회피 동작들을 관찰함

5.9 작업치료 중재(Intervention)

1. 급성기(Acute care phase)

1) 올바른 자세의 유지

• 부종 감소가 목적임
• 화상 부위를 심장보다 높은 위치에 놓음
• 화상 부위의 변형을 예방함
  – 손의 변형(claw hand) 발생을 예방함

※ 변형 예방 자세

신체 부위	증상 및 조직 회복기간
목(neck)	• 중립(neutral)～약간의 폄(slight extension)
가슴 및 복부 (chest and abdomen)	• 몸통의 폄(extension) • 어깨관절의 후퇴(retraction)
겨드랑이(axilla)	• 어깨관절의 벌림(abduction) : 90～100˚ • 바깥돌림(external rotation) : 45˚ • 수평 모음(horizontal adduction) : 60˚
팔꿈치와 아래팔 (elbow and forearm)	• 팔꿈치의 폄(extension) • 아래팔의 중립(neutral)
손목과 손 (wrist and hand)	• 손목의 폄(extension) : 30˚ – 엄지의 벌림(abducted) 및 폄(extension) – MP 관절의 굽힘(flexion) : 50～70˚ • 손가락의 폄(IP extension)
엉덩관절과 넙다리 (hip and thigh)	• 중립 폄(neutral extension) • 엉덩관절의 벌림(abduction) : 10～15˚
무릎관절 및 하지 (knee and lower leg)	• 무릎관절의 폄(extension) • 전면 화상(anterior burn)일 경우 : 약간의 굽힘(slight flexion)
발목과 발(ankle and foot)	• 중립(neutral)～발등굽힘(dorsi flexion) : 0～5˚
귀와 안면(ears and face)	• 압력을 피함(prevent pressure)

※ 화상 환자가 피해야 할 자세

<table>
<tr><td>상지(U/E)</td><td colspan="2">모음(AD)과 굽힘(F)</td></tr>
<tr><td>손목(wrist)</td><td>굽힘(F)</td><td rowspan="4">갈퀴손(Claw hand)의 발생</td></tr>
<tr><td>엄지(thumb)</td><td>모음(AD)</td></tr>
<tr><td>손허리(MCP)</td><td>폄(E)</td></tr>
<tr><td>손가락(IP)</td><td>굽힘(F)</td></tr>
<tr><td>엉덩관절(hip)</td><td colspan="2">굽힘(F)</td></tr>
<tr><td>무릎관절(knee)</td><td colspan="2">굽힘(F)</td></tr>
<tr><td>발목(ankle)</td><td colspan="2">발바닥쪽굽힘(plantar flexion)</td></tr>
</table>

2) 스플린트 적용

<table>
<tr><td>목적</td><td>• 자세의 유지, 상처 보호, 구축의 예방</td></tr>
<tr><td>정적(static)
스플린트</td><td>• 급성기 동안 주로 사용되는 스플린트임
• 활동과 운동이 동반되어야 함
• 휴식 시에 주로 착용하게 됨</td></tr>
<tr><td>volar hand splint</td><td>• 처방 대상
– 손에 심한 부종이 있는 경우
– 능동적(active) 움직임이 제한된 경우
– 특정 움직임을 예방할 경우
• 자세
– 손목의 30° 폄+MP 관절의 50~70° 굽힘+IP 관절의 완전(full) 폄+엄지(thumb)의 벌림과 폄
– ‘Resting hand spliht’와 다른 자세를 취함
(관절염 참조)
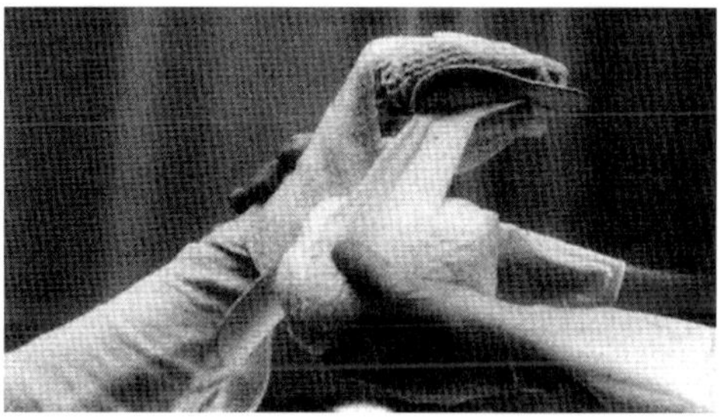
그림 5-5 Volar hand splint</td></tr>
<tr><td>스플린트 적용 시
고려사항</td><td>• 압박이 있는 지점을 확인해야 함
• 화상 부위가 올바른 위치에 놓여 있는지 확인해야 함
• 제작된 스플린트는 지속적인 평가를 통해 수정되어야 함</td></tr>
<tr><td>airplane splint와
AFO</td><td>• 겨드랑이와 발목에 적용됨
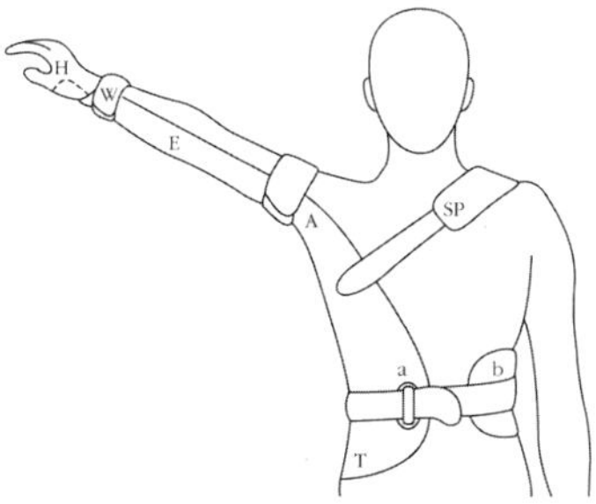

그림 5-6 Airplane splint
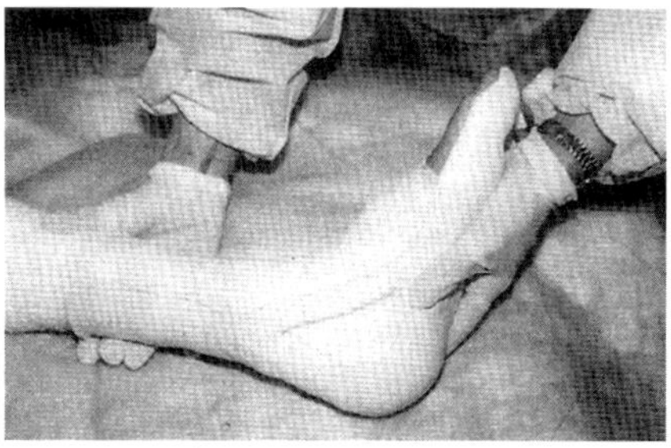
그림 5-7 AFO(Ankle Foot Orthosis)</td></tr>
</table>

3) 활동 및 교육

자조 활동 **(self care activity)**	• 급성기 동안은 자조활동이 제한됨 • 음식을 입으로 먹을 수 있게 되면 언어치료사와 협조하여 먹기 능력을 평가함 • 보조도구를 이용하여 독립성을 증진시킴 • 환자와 협조하여 일상생활을 독립적으로 수행할 수 있도록 도움

보행(ambulation)
및 앉기 지구력
(sitting balance)
	• 보행 및 앉기 지구력의 시작
	• 의학적으로 안정될 경우
	  - 침대에서의 이동이 가능해짐
	  - 하지에 체중을 실을 수 있음

기능적 활동 및
능동 운동
	• 매일의 화상치료 계획에 있어 중요한 일부분이 됨
	• 능동(active) 운동, 능동－보조(active assistive) 운동, 수동(passive) 운동을 수행함
	  - 환자의 상태에 맞춰 실시해야 함
	• 운동의 방향
	  - 관절가동범위(ROM) 및 기능적 근력(functional strength)의 유지
	  - 운동을 통한 지구력 증진 및 부종 감소

근력 활동 및
지구력 활동
	• 환자의 상태가 허락될 경우에만 수행함
	  - 활동의 범위
	    → 단순한 활동~견딜 수 있는 수준의 저항 활동
	  - 저항 운동의 목적
	    → 병원 생활로 인한 '디컨디셔닝(deconditioning)'의 영향을 예방하기 위해

환자 교육	• 초기 교육의 내용
	  - 화상의 회복 단계에 대한 이해
	  - 독립적 활동과 움직임의 중요성 및 필요성에 대한 이해
	  - 통증 및 스트레스 관리요령에 대한 이해
	• 교육의 효과
	  - 치료에 대한 동기유발 및 성공적 치료에 매우 중요한 요소가 됨

2. 수술 단계 및 수술 후 단계(Surgical and postoperative phase)

수술단계	• 수술 부위에 따라 관절의 자세가 달라질 수 있음 • 수술 후 부동(immobilization) – 이식한 부위의 정착(adhesion)과 혈관 형성을 위해 필요함 – 스플린트, 자세조절 장치, 붕대 등을 사용하여 부동을 유지함 → 이식된 부위를 고정하며, 부종을 예방하고, 상처 치유를 촉진할 목적으로 사용함 → 이식 부위에 구멍이 있는(또는 개방되는) 재질의 스플린트를 사용함 → 나중에는 변형방지 자세로 다시 제작됨
수술 후 단계	• 능동운동과 저항운동 – ROM과 근력 유지를 위해 화상을 입지 않은 부위에도 지속적으로 수행해야 함 • 절개 및 이식 후 운동 – 수술 인접 부위에는 평균 3~5일 정도 운동을 피하는 것이 바람직함 – 운동 시작 시기 → 이식한 곳이 유착되고, 안정(confirmed)되면 바로 시작할 수 있음 • ROM 운동 방법 – 부드러운(gentle) 능동 ROM 운동이 선택됨 → 새로 이식한 부위의 손상(shearing)을 피하기 위해 – 피부를 떼 낸 자리에 과도한 출혈이 없을 경우, 2~3일 후부터 능동운동을 실시할 수 있음 • 보행(ambulation)의 시작 – 하지의 절개 및 이식이 있는 경우, 보통 수술 후 5~7일 동안은 보행을 금함 – 집도의의 동의를 얻어 보행을 시작할 수 있음 → 처음에는 짧은 거리로 시작하는 것이 좋음 → 점차 그 거리를 늘려나감 • 환경적 자극, 자조 활동, 레저 활동의 수행 – 독립 수준을 돕기 위해, 자아 성취감 및 자신감을 유지하기 위해 실시함 예 침대에서의 프리즘 안경(prism glasses)의 사용 유니버설 커프(universal cuffs)의 사용 긴 손잡이의 식사 도구(utensil)의 사용 • 지속적인 심리적지지 및 화상관리 교육을 실시함

3. 재활기(Rehabilitation phase)

1) 개요

평가	• 관절가동범위(ROM) 측정, 도수근력검사(MMT) 실시 등 • 근 지구력, 심폐 기능, 자기관리 수행기술, 가사관리 등 • 피부와 흉터의 상태 관찰, 부종 평가, 압박의복 평가 등
재활의 목표	• 피부상태 관리 및 교육 • 관절가동범위, 근력, 지구력의 증진 • 독립적인 자기관리 기술의 습득 • 퇴원에 필요한 활동의 성취 • 심리적 적응

2) 재활기의 치료 내용

- 심한 화상을 입은 사람이 더 이상의 집중 치료가 필요하지 않을 때 시작됨
- 환자의 정상적 일상활동과 지역사회로의 복귀를 고려하는 시기
- 향상된 운동 프로그램, 다양한 자기관리, 재활도구 사용 등이 고려되는 시기
  - 관절가동범위, 근력, 지구력, 일상생활의 기능적 향상을 도움

흉터 형성 (scar formation) 억제	• 상처가 아물면서 시작됨 • 이로 인해 관절에 팽팽한 느낌이 들고 기능적 활동에 장애가 발생됨 • 흉터 형성을 억제하는 방법들 – 피부상태 관리, 흉터 부위 마사지, 압박, 느리고 지속적인 스트레칭(stretching) 등

운동의 수행	• 스트레칭 실시 후 운동의 수행이 바람직함
	  – 능동적 관절가동범위(AROM) 운동, 근력 강화 운동, 지구력 강화 운동이 뒤이어 수행되어야 함
	• 이 시기는 보다 복잡한 동작이 강조됨
	  – 여러 관절의 동시 참여가 있는 운동을 실시함
	  – 개별 관절의 운동이 아닌 여러 관절이 혼합된 기능적 운동패턴을 연습해야 함
	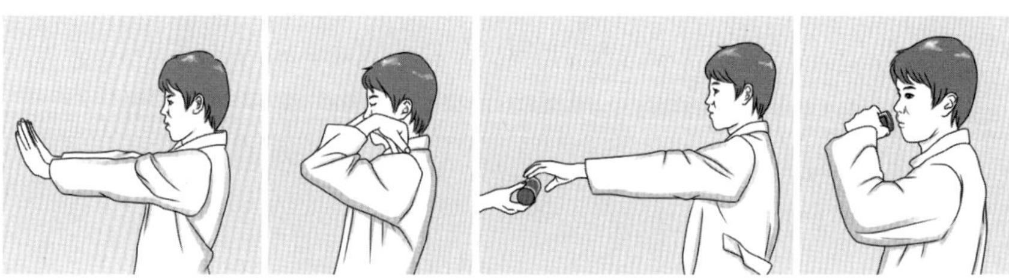
	그림 5-8 복합된 동작(combined motion)

<table>
<tr>
<td>새롭게 회복된 피부
(newly healed skin)의
관리</td>
<td>• 마사지
– 유동성을 증진시키기 위해 건조하고 팽팽한 흉터에 마사지를 제공함
– 수분유지 로션을 사용하는 것이 바람직함
– 환자 스스로 자신의 피부에 수행할 수 있어야 함
– 흉터가 부드러워지면 스트레칭을 실시할 수 있음
→ 천천히 지속적으로 스트레칭을 실시함
→ 강한 역동적 스트레칭은 피해야 함
→ 스트레칭 시 보습제를 같이 사용하면 더 효과적임
• 거울의 사용
– 환자 앞에 놓아주면 자세교정에 도움이 됨</td>
</tr>
<tr>
<td>피부 유지
(skin conditioning)
테크닉</td>
<td>
<table>
<tr>
<td>목적</td>
<td>• 피부의 통합(integrity) 및 내구성(durability) 증진을 위해 사용됨
• 과감각을 감소시키기 위해 사용됨
– 마른 피부 및 새로 나온 피부에 습도를 제공하기 위해 사용됨</td>
</tr>
<tr>
<td>윤활유 사용(lubrication)
및 마사지(massage)</td>
<td>• 수분성 크림(water-based cream)이나 로션을 사용해 수행함
• 마사지는 매일 3~4회 정도 실시하는 것이 바람직함
– 건조하거나 가려울 때도 실시함
• 마사지는 감각이 예민해진 이식부위 및 흉터부위의 탈감각에 효과적임
• 스트레칭을 하는 동안 단단한 흉터 부위를 부드럽게 해주는 효과가 있음
– 충분한 수분을 공급하며 점진적으로 압박을 증가시킴</td>
</tr>
<tr>
<td>압박 의복
(pressure garment)</td>
<td>• 감각둔화(탈감각), 피부상태 유지, 부종 조절, 초기 흉터압박 등에 유익함
• 세척과 피부 관리시간을 제외하고는 하루 종일(밤과 낮) 착용하는 것을 원칙으로 함</td>
</tr>
<tr>
<td>탄력 붕대
(elastic bandage)
의 사용</td>
<td>• 얼마나 많은 압박을 줄 것인지에 따라 압박정도를 결정함
– 어느 정도로 상처를 견딜 수 있는지에 따라 결정됨
– 점진적으로 증가시켜나감
• 다양한 탄력 붕대
– 자가 접착식 탄력 붕대(self-adherent elastic wraps)
– 관 모양의 붕대(tubular bandage wraps)
– 맞춤 탄력 압박 의복(presized garment pressure garment)
– 치료사가 만든 스판 의복(spandex garment)</td>
</tr>
</table>
</td>
</tr>
<tr>
<td>손에 심한 화상을
입은 환자</td>
<td>• 치료 활동
– 운동 찰흙(exercise putty), 손조작 보드(hand manipulation boards), BTE work stimulator, Valpar work sample, 공예, 기타 소근육 활동들이 추천됨
• 근력 강화 활동
– 모래주머니(cuff weight), 아령(dumbbell), WEST Ⅱ, BTE work stimulator 등을 이용
• Valpar full body ROM sample
– 손가락 조작뿐 아니라 전신의 ROM을 향상시키기 위해 사용됨</td>
</tr>
</table>

부종(edema)의 관리	• 발생원인 – 기능의 감소로 인해 – 외부 압박 없이 의존적 자세로 지내기 때문 – 림프 조직의 손상과 관련된 상지 주변의 흉터로 인해 • 악영향 – 부종이 있을 경우 통증이 발생됨 – 피부가 쉽게 손상될 수 있음 – 지속적인 부종은 조직의 섬유화로 연결될 수 있음 • 탄력 붕대(Coban) – 손과 손가락에 적용함 – 압박 붕대로 사용함 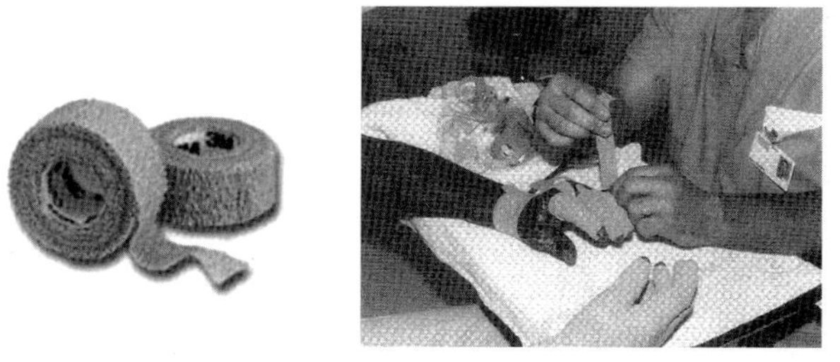 **그림 5-9** Coban self adhesive wrap • 손의 부종 치료 – 부종감소를 위해 올림(elevation), 점진적 압박, 활동 등이 추천됨 – 자가 접착식 붕대(Coban self adhesive wrap)의 사용 → 나선형으로 감아줌 : 손과 손목에 적용 – 붕대를 감은 손으로 ADL과 다른 기능적 활동을 수행함 → 휴식 시 심장보다 높게 위치시킴 • 하지의 부종 치료 – 보행 시 두 겹(double layer)의 압박 붕대를 착용시킴 – 휴식 시 하지를 들어 올려줌(elevation) – 능동적 발목 운동의 실시(예 pumping) – 장시간 서있는 것을 피함 – 간헐적 압박 펌프 치료(intermittent compression pump therapy)의 수행 → 먼쪽 사지의 만성 부종을 치료하기 위해 사용됨
퇴원 시기의 중재	• 독립적인 자조(self care) 활동 – 식사, 옷 입기, 치장(grooming), 목욕 기술이 강조됨 • 문제 발생 시 치료사의 판단

퇴원 시기의 중재	– 기능 장애가 '신체적 제한 때문인지, 흉터 구축 때문인지, 통증 때문인지, 부종 때문인지, 비정상적 자세 때문인지'를 판단해야 함 • ADL 훈련 – 퇴원에 대한 긍정적 태도를 유도할 수 있음 – 자신감 회복에 도움이 됨
IADL (Instrumental ADL) 활동의 수행	• 퇴원 전 가정관리 업무를 연습해야 함 • 화상을 입은 환자들의 가정복귀 – 치료기관에서 가정에서의 활동에 대한 상담, 지지, 연습이 미리 기획(organize) 되어야 함
스플린트의 적용	• 사용 목적 – 구축(contracture) 형성 방지, 관절가동범위 증가, 상처 부위의 압력 분산 • 사용되는 스플린트 – 정적(static) 스플린트, 동적(dynamic) 스플린트, 캐스팅(casting) • 착용 스케줄 – 밤에 주로 착용함 : 낮에는 기능적 활동을 수행하기 때문
환자와 가족에 대한 교육	• 상처 치유, 흉터 구축의 영향, 일상생활 활동의 독립성 유지, 지속적 활동과 운동에 대한 필요성, 흉터 관리 등을 교육함 • 스플린트 착용, 운동 방법 등의 경험을 제공함

4. 외래 환자 재활(Out-patient rehabilitation)

평가	• ROM, 근력, 지구력, ADL, 피부 및 흉터의 상태 등에 대한 지속적인 평가 • 압박의복, 스플린트, 심리적 대처기술 등에 대한 지속적인 평가
직업 재활	• 직업 기술 및 신체적 기능 평가 • 운전 및 모의작업 기술 평가 • 직업상담과 취업에 관한 상담
흉터 형성	• 화상 재활의 가장 중요한 목표가 됨 – 과도한 흉터 형성 및 구축(contracture)의 예방 • 활동성 흉터(active scar)의 특징 – 붉음, 솟아오름(raised), 단단함(rigid) – 흉터의 성숙(maturation) → 색의 변화, 울퉁불퉁(contour)함, 질감의 변화 등이 발생 ◦ 보다 연해짐(smoother), 보다 유연해짐(pliable), 핏기가 줄어듦(less vascular in color) 등

외래 환자의 심리적 문제	• 흉터형성으로 인해 과중한 심리적 부담에 직면하게 됨 • 의욕상실, 무감동, 통증 등으로 인한 회피반응, 흉터에 대한 과민반응 등이 발생됨 • 상담, 이완요법, 화상환자 모임 등이 도움을 줄 수 있음
압박 의복의 착용	• 압박의복은 상처가 회복(2~3주 정도 걸림)된 후 적용함 • 화상 부위, 이식 부위, 그리고 이식을 위해 피부절개가 있었던 부위에 적용됨 • 상처 회복 후 3주 이내에 맞춤 압박의복을 제작하여 착용하는 것이 이상적임
맞춤식 압박의복	• 등급화된 압력을 제공함 • 처음에는 먼쪽에 35mmHg 정도의 압력이 이상적임 • 목욕, 마사지, 의복 교환을 제외하고는 하루 중 23시간 착용함 • 얼굴의 마스크와 장갑은 식사 시간에는 착용하지 않음 • 야외 작업 요령 – 착용 후 장시간의 야외 작업을 피해야하며, 작업 환경을 바꿔주어야 함 – 썬(sun) 크림을 반드시 발라야하며, 장시간 태양에 노출되는 것은 피해야 함 • 압박 치료는 약 12~18개월 동안 실시됨 – 흉터와 상처가 완전히 회복될 때까지 필요함 • 세탁을 위해 최소 2개 이상 주문할 것을 권장함 • 탄력적(resilient) 성질을 유지하기 위해 비누를 이용한 손세탁을 원칙으로 함 • 세탁기 사용, 드라이기 사용, 직접 열에 노출시킴, 강한 세제 및 표백제 사용 등은 피해야 함 – 압박의복의 수명을 단축시키기 때문 • 아동의 의복 – 성장과 생활방식에 따라 다르지만 성인보다 자주 교체하는 것이 일반적임
효과적인 압박	• 전부위에 동등한 압력이 가해져야 함 • 돌출 부위에는 적절한 압력조절을 위해 중재물(pressure adapter)을 사용할 수 있음 – 가슴의 쇄골 부위, 여성의 가슴 사이 및 하부, 인중(nasolabial fold), 입술, 손과 발의 웹 스페이스(web space) 등에 사용됨 • 다양한 종류의 삽입물 – 실리콘 젤, Silastic elastomer, Otoform-k, Velform 등
피부와 흉터 관리	• 치료의 방향 – 가정에서 독립성을 증진시킴 – 이전 삶의 역할을 다시 회복시킴 → 학교, 직장, 레저로의 복귀를 촉진함 – 능동적 수행이 강조됨 → ROM 운동, 지구력, 근력 등이 강조됨

<table>
<tr><td>외래 환자의 재활</td><td>• 기능, 지구력, 근력을 향상시킴
• 점진적으로 강도, 횟수, 시간을 증가시킴
• 손상 예방 및 통증의 최소화를 위해 점진적 수행이 필요함
• 윤활유 사용(lubrication), 피부 마사지, 스트레칭 등을 실시함
  – 근력 강화운동 전이나 특정 활동 전에 실시함
  – 가능한 외래 환자는 혼자 수행하는 방법을 배워야 함</td></tr>
<tr><td>학교 및 직장으로의 복귀</td><td>• 아동
  – 흉한 외모와 기능장애를 가진 아동은 학교 복귀가 더욱 어려움
  – 교사와 학생들에게 교육 프로그램이 제공되어야 함
  – 교육프로그램의 내용 및 목적
    → 화상에 대한 이해
    → 화상을 가진 아동에 대한 이해
    → 보조도구, 압박의복, 운동, 피부 관리에 대한 목적을 설명함
    → 프로그램의 목적은 활동의 제한을 예방하고, 아동이 학교로 쉽게 돌아갈 수 있도록 도움
• 직업 복귀
  – 화상 환자의 직업 복귀는 타 질환에 비해 상대적으로 장시간의 과정(long term process)이 필요하지 않음
  – 훈련은 기능적 활동 및 다양한 직업기술로 구성됨
    → 업무(work) 지구력, 근력, 인내력, 유연성 등을 향상시키는 내용으로 구성
• 압박의복을 입고 실시하는 피부유지 활동(skin conditioning) 및 운동
  – 마찰과 쓸림(shear)에 대한 내구성을 향상시킬 수 있음</td></tr>
<tr><td>정기적인 재평가</td><td>• 목적
  – 치료 횟수, 프로그램 진행, 직장 및 학교 복귀 등을 결정하기 위해 실시함
• 추후관리(follow up)
  – 흉터 성숙은 손상 후 18개월까지 이루어지므로 지속적인 follow up이 필요함
    → 매 2~3개월마다 follow up이 필요
    → 압박 의복의 착용을 멈출 때까지
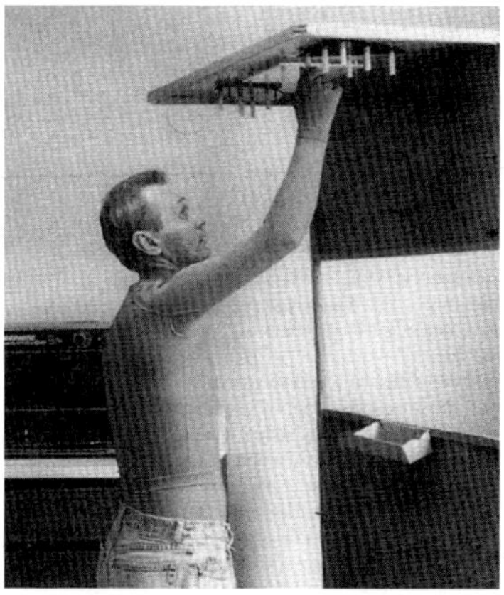
그림 5-10 혼합된(combined) ROM 운동 및 피부 유지(conditioning) 활동</td></tr>
</table>

5.10 화상 관련 합병증(Burn related complication)

1. HO(골이 형성, Heterotopic ossification)

정의 및 개요	• 정의 – 정상적으로는 없어야 할 조직에 새로운 뼈가 형성되는 것 • 주로 팔꿈치 뒤쪽에 발생됨 – 어깨, 손목, 손, 엉덩관절, 무릎, 발목 관절에도 잘 발생됨 • 한 쪽 또는 양쪽 모두에서 나타남 – 화상을 양쪽으로 입지 않아도 양쪽에 발생할 수 있음 • 관절 주변의 연부조직 내에 발생함 • 관절주머니(joint capsule)와 인대 내에도 발생할 수 있음 • 종종 관절을 가로질러 다리(bridge) 모양을 형성되기도 함 • 보통 입원 후기에 나타남 – 관절 ROM의 특정 지점에서 통증을 호소함
증상 및 중재	• 염증반응이 나타남 – 붉은 색 또는 부종이 발생됨 – 회복 중인 상처 내에서는 식별하기가(discernible) 어려움 • HO라 진단될 경우 – AROM 운동은 통증이 없는 범위에서만 실시함 – 동적(dynamic) 스플린트의 적용을 피함 – 강한(forceful) 수동적 신장을 피함

2. 신경 및 근육에 발생되는 합병증(Neuromuscular complication)

말초 신경 (peripheral nerve) 손상	• 화상 환자에게 가장 흔하게 나타나는 신경계 문제 • 감염, 대사이상, 신경 독소염이 원인이 됨 • 대부분 시간이 지나면서 호전됨 • 환자의 호소 – 피로와 지구력 감소를 호소함 → 수개월간 지속됨

신경의 압박(compression) 또는 신장(stretch)	① 원인 • 부적절한 장시간의 침상 자세 • 부적절한 자세의 수술대(operation table) • 극도(extreme)의 부종 • 지혈기(tourniquet) 문제 ② 손상이 발생하는 주요 부위 • 위팔 신경다발(brachial plexus) • 자신경(ulnar nerve) • 종아리 신경(peroneal never) ③ 손상이 발생되는 자세 • 장시간의 개구리 다리(frog-leg) 자세 – 신장성(stretch) 손상을 받음 • 옆으로 장시간 누워있는(side lying) 경우 – 종아리 신경(peroneal never)의 압박(compression)으로 인한 손상 • 자신경(ulnar nerve)의 압박(compression) 손상 – 단단한 표면 위에서 팔꿈치 굽힘 및 엎침(pronation) 자세로 휴식을 취할 경우 • 위팔 신경다발(brachial plexus)의 압박(compression) 및 신장성(stretch) 손상 – 부적절한 어깨의 자세로 인해 발생됨

3. 얼굴의 미관 손상(Facial disfigurement)

얼굴의 흉터	① 얼굴의 과도한(hypertrophy) 흉터 • 볼과 이마의 부드러운 곡선을 파괴함 • 코의 모양을 평평하게 만듦 • 눈썹과 입술을 뒤집음(evert) • 눈과 입술의 모양(commissure)을 수축시킴 ② 얼굴의 표정과 눈 마주침(eye contact) • 무언의 의사소통에 문제가 발생됨 • 흉터는 사회적 거부 및 자존감(self esteem)의 상실을 유발함 – 눈 마주침의 감소가 나타날 수 있음

압박 치료 (compression therapy method)	① 목적 • 과도한 얼굴의 흉터를 예방하고 관리하기 위해 ② 탄성 있는 얼굴 마스크(elastic face mask) • 내부에 유연한 삽입물(conformer)이 있음 • 마스크의 탄성 재질 – 머리 전체를 덮음 – 자세변화와 움직임 시 일정한 압력을 제공함 • 얼굴과 머리를 덮는 외관 – 미관상 사회적 수용이 어려움 – 은행이나 상점을 들어갈 때 반드시 벗어야 함 ③ 단단하며 전체 얼굴을 덮는 투명한 보장구(orthosis) • 장기간 사용해야 하는 환자에게 권함 • 환자의 부정적인 인상을 긍정적으로 보이도록 투명한 플라스틱 재료를 사용함 • 효과적인 마스크의 사용 – 여러 사람을 대하는 장소에서는 투명한 마스크를 사용함 – 집이나 밤 시간에는 천(fabric) 마스크를 사용함
피부 관리 교육	① 마사지 • 최소 하루에 두 번 이상 실시할 것을 권장함 • 로션을 이용하여 마사지를 실시할 것을 권장함 • 감각둔화를 위해 실시할 것을 권장함 ② 운동 • 최소 하루에 두 번 이상 실시할 것을 권장함 • 단단한(tight) 얼굴 부위의 피부를 스트레칭 할 것을 권함 • 눈썹과 입술의 유연성 유지를 위해 스트레칭 운동이 필요함 • 콧구멍(nostril) 유지를 위해 스트레칭 운동이 필요함
얼굴 마스크의 착용 지도	• 식사와 목욕을 제외한 모든 시간에 착용할 것을 권함 • 성공적인 사회적응 – 가족, 치료사, 사회사업가 등의 도움이 필요 • 사회적 장벽이 있음에도 불구하고 마스크 착용을 권장해야 함
기타	• 압박 치료가 종료되었을 때 – 특별한 변장 화장술(camouflaging cosmetics)을 교육 받아야 함 – 변장 화장술의(예 covermark)

1. 분류

1) 깊이(depth)에 의한 분류

깊이	증상 및 조직	회복기간
Superficial(1°)	• 피부가 붉음(홍반) • 수포(blister) 없음, 약간의 통증 발생 • 표피 외층(superficial epidermis)	3~7일
Superficial partial thickness and donor sites(2°)	• 피부가 붉음(홍반), 축축함(wet) • 수포 있음, 통증이 심함 • 표피(epidermis), 진피 상층	2주 미만
Deep partial thickness(2°)	• 피부가 붉음(홍반), 통증이 심함 • 일반적으로 터지는 물집(손과 발) • 표피(epidermis)와 진피(dermis) 대부분	2주 이상
Full thickness(3°)	• 피부의 창백함 • 엉켜진 모세 혈관 • 가벼운 접촉(light touch)에 감각 없음 • 표피(epidermis)와 진피(dermis)	장시간

2) 손상된 신체 표면의 퍼센트(%)에 의한 분류

(1) 9의 법칙(rule of nine)

① 체표면적을 9%의 비율로 나누어 심한 정도를 측정하는 방법

② 간단하고 빠르지만 정확도가 부족함

③ TBSA(전신 표면적 : Total Body Surface Area)

- 화상을 입은 전신 표면적으로 %로 표시함

④ 성인에게 적용

- 아동은 다른 비례를 적용함

(2) 런앤 브라우더 차트(Lund and Browder chart)

- 보다 정확한 화상 부위를 평가할 수 있어 대부분 화상 센터에서 사용

2. 관련된 문제들(Associated Problems)

1) 흉터 형성(scar formation)

(1) 초기 치료 후 상처는 편평하며, 붉은(erythemic) 모양

(2) 비대해진 흉터(hypertrophic scars)

(3) 깊은 화상(deeper burn)

(4) 구축의 형성

2) 심리 사회적 요소(psychosocial factors)

(1) 입원 기간 동안 환자는 고립감과 의존감을 갖게 됨

(2) 마약성 약물(narcotic analgesia)의 사용

(3) 화상 후 발생되는 심리적 반응

- 우울증, 외견상 모습에 대한 회피 반응, 행동의 퇴행, 짜증 등

3. 회복 단계(Phases of Recovery)

급성기	• 화상 후 첫 72시간 • 상처가 표면 일부분에 있음 • 상피(epithelial)의 회복이 있을 때까지 시간이 필요함 − 표피(superficial thickness)의 화상일 경우 − 수술 없이 2주 이내에 자연적 회복이 있는 경우
수술기 및 수술 후기	• 상처 부위의 크기에 따라 회복 기간이 늘어날 수 있음 • 감염, 패혈증(sepsis), 패혈성(septic) 쇼크가 일어날 수 있음 • 의학적 처치는 상처 치유를 촉진하고 감염을 최소화하는 것
재활기	• 환자가 의학적으로 안정되는 시기 • 피부 회복, 상처 형성, 재활 등의 정도가 회복에 영향을 미치는 시기 • 입원 치료와 퇴원 치료가 모두 이루어지는 시기 • 환자, 환자 가족, 치료사 모두에게 가장 도전적인 단계가 됨

1) 단계별 치료목표

(1) **급성기**(acute care phase)

① 부종을 감소시킴

② LOM 및 피부의 운동성 상실 예방

③ 근력 및 지구력 상실 예방

④ 자조 활동 및 독립성 촉진

(2) **수술 및 수술 후**(surgical and postoperative phase)

① 피부 이식 부위와 이식 제공 부위 보호 및 보존

② 근 위축(atrophy)과 지구력 상실을 예방

(3) **재활기**(rehabilitation phase)

① 독립적인 자조 활동(self care) 기술을 가르침

② 가정 관리 활동들에 대한 교육 및 훈련

③ 근력, 활동 지구력(activity endurance), 지구력의 회복

④ 관절의 유동성(mobility) 및 협응력(coordination) 향상

⑤ 부종 및 흉터 형성(scar maturation) 조절

4. 작업치료 수행(Intervention)

1) 급성기(acute care phase)

(1) 올바른 자세의 유지
- 부종 및 구축의 예방

(2) 스플린트 적용
- volar hand splint

(3) 자조 활동(self care activity)
- 급성기 동안은 제한됨

(4) 보행(ambulation) 및 앉기 지구력(sitting balance)
- 보행(ambulation) 및 앉기 지구력(sitting balance)의 시작

(5) 기능적 활동 및 능동(active) 운동
- 능동 운동, 능동－보조(active assistive), 수동(passive) 운동

(6) 근력 활동 및 지구력 활동
- 환자의 상태가 허락될 경우에만 수행됨

(7) 환자 교육

2) 수술 및 수술 후 단계(surgical and postoperative phase)

(1) 수술

① 수술 후 부동(immobilization)이 필요함
- 이식한 부위의 정착(adhesion)과 혈관 형성
- 스플린트, 자세 조절 장치, 붕대 등을 사용

(2) 수술 후

① 능동 운동과 저항 운동의 지속적 실시

② 부드러운(gentle) 능동 ROM 운동이 선택됨

3) 재활기(rehabilitation phase)

(1) 작업치료 평가
- 관절가동범위(ROM) 측정, 도수근력검사(MMT) 실시 등

(2) 목표

① 피부 상태 관리 및 교육

② 관절가동범위, 근력, 지구력의 증진

③ 독립적인 자기 관리 기술의 성취

④ 퇴원에 필요한 활동 습득

⑤ 심리적인 적응

(3) 재활기 치료

① 흉터의 형성(scar formation) 억제

② 피부 유지(skin conditioning) 테크닉 사용

③ 새롭게 회복된 피부(newly healed skin) 마사지
④ 능동적 관절가동범위(AROM) 운동, 근력 강화 운동, 지구력 강화 운동
⑤ 환자와 가족에 대한 교육

4) 외래 환자 재활(out-patient rehabilitation)

(1) 지속적인 평가
(2) 직업 재활
(3) 흉터 형성 예방
(4) 외래 환자의 심리적 문제를 도움
(5) 압박 의복의 착용
(6) 맞춤식 압박 의복
(7) 효과적인 압박
(8) 학교 및 직장 복귀
(9) 정기적인 재평가

5. 화상 관련 합병증(Burn Related Complication)

1) HO(골이 형성 : heterotopic ossification)
2) 신경 근육계 합병증(neuromuscular complication)
3) 얼굴의 미관 손상(facial disfigurement)

OCCUPATIONAL THERAPY

6

C·H·A·P·T·E·R

절 단
(Amputation)

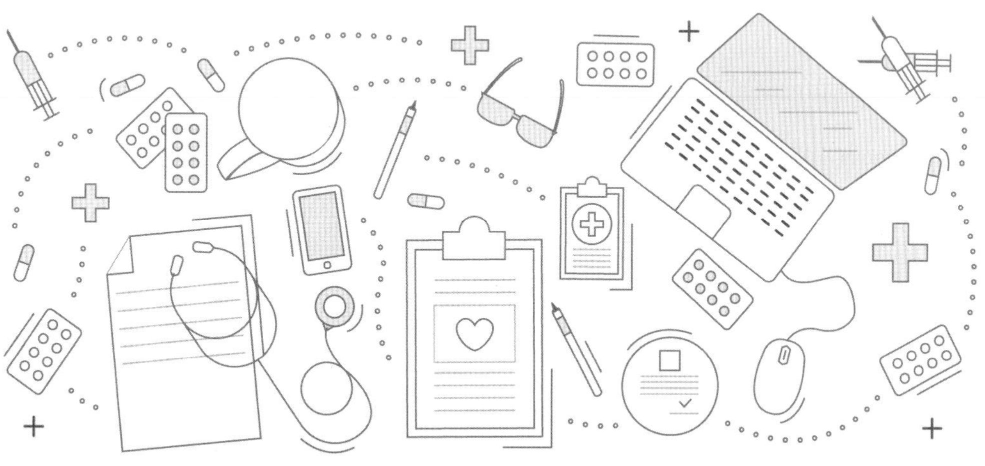

2024 OCCUPATIONAL THERAPY

꼭! 알고 넘어가기!!

- 절단 후 발생되는 다양한 합병증들을 이해해야 한다.
- 상지절단 레벨과 기능을 이해해야 한다.
- 의수의 요소와 기능을 묻는 문제들이 증가되는 추세이다.
- 의수 사용법을 묻는 문제들이 빈번히 출제되고 있다.

6.1 개요

1. 선천적 상실 vs 후천적 상실

선천적	• 선천적 사지의 결손 또는 어렸을 때 사지가 절단된 사람들을 의미함 • 사지가 없는 감각운동(sensorimotor)과 자아상(self image)을 지니고 성장하게 됨
후천적	• 청소년기 또는 성인기에 절단된 사람들을 의미함 • 신체도식(body scheme)과 자아상(self image)이 통합된 상태가 손상됨

2. 절단의 발생

원인들	• 외상 • PVD(peripheral vasculardisease) • 만성염증(chronic infections) • 말초 혈관성 질환(peripheral vasospastic disease) • 화학적, 열, 전기적 사고 • 악성종양 • 기타
하지절단의 원인	• PVD • 흡연 및 당뇨 • 자동차 또는 총상으로 인한 사고

3. 수술 후 요소들(Postsurgical factors and problems)

1) 피부(skin)

지연되는 피부회복	• 의수족 착용 시 부정적 영향을 미침
의수족 착용 시기의 문제들	• 피부 탈락(skin breakdown) • 궤양(ulcers) • 감염성 피지낭포(sebaceous cyst) • 알레르기 반응 • 허혈성 괴사 • 남겨진 부위(residual limb)의 부종

2) 감각(sensory problems)

신경종(neuromas)	① 개요 • 남겨진 사지(residual limb)의 먼쪽 끝부분에 발생함 • 축삭(axon)이 성장할 때 나타나는 신경조직(nerve tissue)의 작은 덩어리임 – 축삭이 성장함에 따라 작은 덩어리를 구성함 • 신경 봉합(suture) 또는 절단(amputation) 후 발생하는 합병증임 • 신경섬유의 불규칙한 덩어리(unorganized mass)임 • 날카로운(sharp) 통증이 발생함 • 코티손(cortisone acetate) 주입이 통증에 효과적임 ② 진단 • 촉진으로 가능함 • 대부분 남겨진 사지의 몸쪽 1~2인치 정도에 나타남
환상감각(phantom sensation)과 환상통(phantom pain)	① 환상감각(phantom sensation) • 정의 – 절단된 사지에 존재하지 않는 감각이 나타나는 것 • 수술 이후 발생됨 – 찌릿함(tingling), 압박감(pressure), 또는 무감각 등이 나타남 • 통증이 없는 것이 특징임 – 일반적으로 의수족 재활(prosthetic rehabilitation)을 방해하지 않음 ② 환상통(phantom pain) • 환상감각(phantom limb sensation)과 다름 • 경련 또는 심한 통증이 있는 것이 특징임 – 찌르는 것 같은 통증

환상감각 (phantom ensation)과 환상통(phantom pain)	– 따끔거리는 것 같은 통증 – 경련(cramp) 같은 통증 또는 쥐어짜는 것 같은 통증 • 기간 – 일시적이지만 장기적 또는 영구적이 될 수 있음

3) 뼈(bone problems)

뼈돌기 (bone spurs)	• 전의수족(preprosthetic) 단계에 나타남 • X레이 검사를 통해 진단할 수 있음 • 통증이 발생됨 – 수술적 제거를 통해 해결하기도 함
상처 치유 지연 및 감염 (delayed wound healing and infection)	• 다양한 요소들이 정상적 상처회복에 영향을 미침 – 수술 후 감염, 흡연, 혈관 문제, 당뇨, 신장 문제 등

4. 절단 관련 심리적 반응

심리적 반응	• 심각한 심리적 충격과 불신(shock and disbelief)이 발생됨 – 절단과 같이 동반되어 나타남 – 갑작스런 외상으로 인해 절단 환자에게 더욱 심하게 나타남 • 처음으로 남겨진 사지(residual limb)를 접하게 되는 환자 – 충격, 공포, 절망, 동정심, 자살 충동, 분노 등의 감정이 발생됨 • 절단에 대한 심리적 충격 – 개인마다 차이가 있음 – 문화적 배경, 사회적 배경, 개인의 성격 등에 의해 다르게 나타남
정신 사회적 적응 (psychosocial adjustment)	• 영향을 미치는 요소 – 개인의 성격 – 사회지지 시스템(social support system)의 질 – 절단에 대한 사회문화적 반응 정도 – 재활 팀의 관리 정도 • 절단의 적응과정 – 부정 – 분노 – 우울 – 극복(타협)

6.2 상지 절단(Upper extremity amputations)

1. 절단의 레벨(Level) 및 기능 손상(Functional loss)

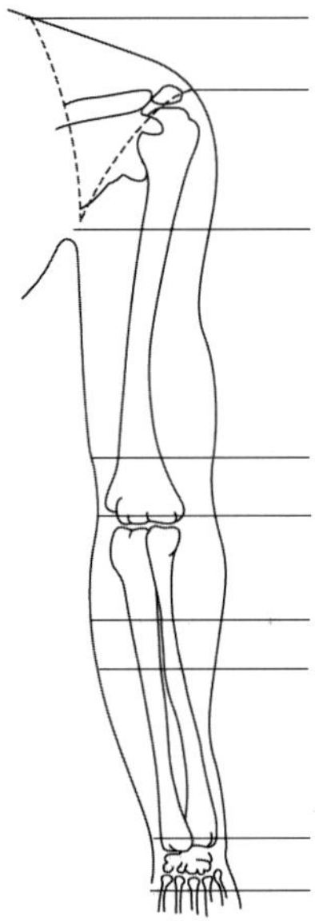

신용어	구용어
Wrist disarticulation	Wrist disarticulation
Long transradial	Long BE(below elbow)
Short transhumeral	Short AE(above elbow)
Elbow disarticulation	Elbow disarticulation
Long transradial	Long BE(below elbow)
Short transhumeral	Short AE(above elbow)

그림 6-1 상지 절단의 레벨

※ 상지 절단의 레벨과 기능 상실

절단의 레벨	기능 상실(loss of function)
손일부(Partial Hand) 절단	• 약간 또는 모든 쥐기 기능의 상실
손목이단(Wrist disarticulation)	• 손과 손목의 기능 : 약 50%의 엎침 및 뒤침(pronation & supination) 기능의 상실
긴아래팔(Long transradial) 절단	• 손과 손목의 기능 : 엎침 및 뒤침 기능의 대부분 상실
짧은아래팔(Short transradial) 절단	• 손과 손목의 기능 : 모든 엎침 및 뒤침 기능의 상실 • 팔꿉관절(elbow) : 일부분의 굽힘 및 폄 기능의 상실
팔꿈치관절이단 (Elbow disarticulation)	• 손과 손목의 기능 : 모든 엎침 및 뒤침 기능의 상실 • 팔꿉관절(elbow) : 굽힘 및 폄 기능의 상실
긴위팔(Long transhumeral) 절단	• 손과 손목의 기능 : 모든 엎침 및 뒤침 기능의 상실 • 팔꿉관절(elbow) : 굽힘 및 폄 기능의 상실
짧은위팔(Short transhumeral) 절단	• 위(above) 기능이 모두 상실(손, 손목, 팔꿉관절) • 어깨관절(shoulder) : 안쪽돌림 및 바깥돌림(internal & external rotation) 기능의 상실
어깨관절이단 (Shoulder disarticulation)	• 모든 팔과 손의 기능상실
어깨뼈사이가슴(Interscapular thoracic) 절단	• 모든 팔과 손의 기능상실 • 빗장뼈(clavicle) 및 어깨뼈(scapular) : 부분적 또는 완전 손상
양쪽(Bilateral amputation) 절단	• 절단 레벨에 의해 기능이 결정됨

2. 상지 수동 의수(U/E body powered prosthesis)의 요소들

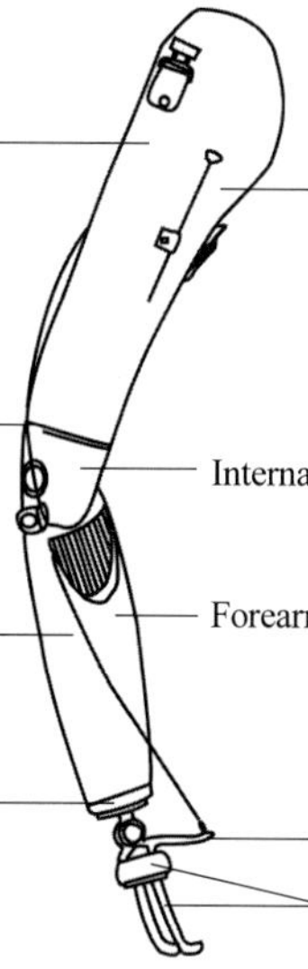

그림 6-2 표준 AE 의수의 요소들

1) 의수양말(prosthetic sock)

<table>
<tr><td>위치</td><td>• 사지(limb)와 의수(prosthesis) 사이에 착용하는 양말(sock)</td></tr>
<tr><td>종류</td><td>• 니트 울(knit wool), 면, oral-lycra 등</td></tr>
<tr><td>기능</td><td>• 땀 흡수
• 소켓(socket)과 피부의 직접적인 접촉을 막아줌
– 염증반응으로부터 남겨진 사지를 보호함
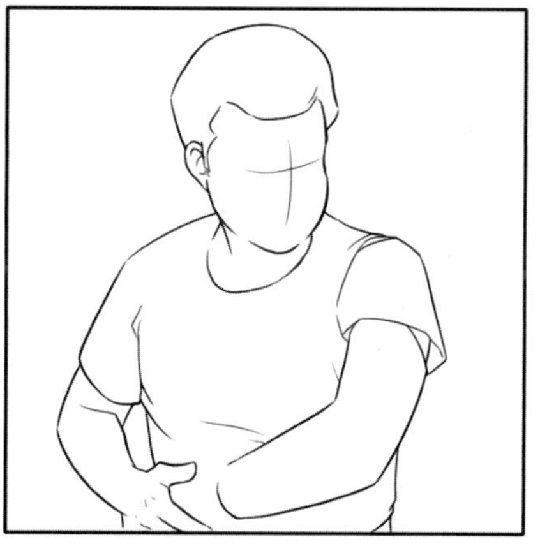
그림 6-3 Prosthetic sock</td></tr>
</table>

2) 소켓(socket)

개요	• 의수의 기본 구성 요소(fundamental component)가 됨 • 남겨진 사지(residual limb)를 안정적으로 충분히 덮을 수 있어야 함 – 너무 많이 덮어서도 안 됨 → 불필요하게 움직임을 제한할 수 있음 • 고르지 못한 압력 분배의 영향 – 피부 문제를 유발할 수 있음
두 개의 벽	**외부(outer) 벽**: • 미용적인 외부 면의 기능을 함 **내부(inner) 벽**: • 공평하게 압력을 분산시키기 위해 남겨진 사지(residual limb) 전체에 균등하게 접촉해야 함

3) 하네스(멜빵) 및 조절 시스템(harness and control system)

8자 모양 (figure eight harness)	• 일반적으로 사용되는 하네스(멜빵)의 형태
착용 위치	• 등과 어깨 또는 가슴 주위를 가로질러 착용함 • 의수가 안정되도록 소켓을 묶어줌 • 후방교차점 – 교차점은 C_7 가시돌기(극돌기) 하부에서 약간 건측으로 위치해야 함

4) 말단 장치(TD : terminal device)

위치	• 의수의 가장 끝부분에 위치함
기능	• 물건 쥐기 및 물건 잡고 유지하기
TD의 분류	① 핸드(prosthetic hand) • 말단장치를 사용할 수 있음 • 피부색의 고무장갑으로 말단장치를 덮음 – 미용을 위해 말단장치 전체를 덮어 줌 • 기타 : 미용의수(cosmetic hand)는 기능이 없는 모형임(TD가 없음) ② 후크(hook) • 가볍고, 실용적임 • 사물을 쥘 때 좀 더 시각적으로 유리함 – 가시도가 좋기 때문 • 핸드(hand)보다 더 튼튼하고 기능적임 – 미용적인 면은 핸드가 더 좋음

<table>
<tr>
<td>TD의 분류</td>
<td>
• 두 종류의 후크(hook)
<table>
<tr><td>Voluntary Opening(VO)</td><td>• 착용한 사람이 케이블(control cable)에 힘을 가할 때 열림
• 힘(tension)을 주지 않으면 TD의 손가락은 닫히는 시스템
• 일반적으로 과거에 많이 사용되었던 타입</td></tr>
<tr><td>Voluntary Closing(VC)</td><td>• VO와 반대 개념
• TD는 케이블(control cable)에 힘을 가할 때 닫힘</td></tr>
</table>
※ 후크(hook)와 핸드(hand)의 비교
<table>
<tr><th>후크(hook)</th><th>핸드(hand)</th></tr>
<tr><td>• 말단장치를 사용할 수 있음
• 외관이 핸드보다 부족함
• 튼튼함, 가벼움, 기능적임
• 쥐기가 용이함</td><td>• 말단장치를 사용할 수 있음
• 외관이 후크보다 좋음
• 가벼움, 비기능적임
• 쥐기는 가능하지만 후크에 비해 비효율적</td></tr>
</table>
</td>
</tr>
</table>

5) 손목 장치(wrist unit)

위치	• 아래팔 소켓(forearm socket)과 말단장치 사이에 위치함
기능	• 아래팔 소켓과 말단장치를 연결함 • 말단장치의 위치를 만들어 줌 – 말단장치를 뒤침 및 엎침(supination & pronation) 시켜줌
TD 회전시키기	• 정상 손으로 돌리기 • 사물 또는 지면에 지지하고 말단장치를 돌리기 • 무릎 사이에 말단장치를 고정시키고 돌림시키기
종류	• friction-held unit – 마찰을 이용함 • locking unit – 잠금장치가 내장되어 있음 • wrist flexion unit – 굽힘이 가능한 장치 • oval unit – 손목관절이단에 적용함 – 다른 손목 유닛보다 얇은 것이 특징임 • ball and socket unit – 다양한 움직임이 나타남

6) 팔꿉 장치(elbow units)

팔꿉 장치 (elbow units)	• 위팔절단(transhumeral) 의수에 사용되는 요소
	• 팔꿈치 굽힘을 5~135°까지 허용함
	  – 다양한 위치에서 잠금이 가능함
	• 조절 케이블(control cable)과 잠금장치(locking unit)가 연결되어 있어 팔꿈치를 원하는 각도에 고정시킬 수 있음
	  – 잠김 메커니즘이 발생됨
	• 두 가지 형태의 잠금장치
	  – 내부 잠금장치(locking unit)
	    → 외부 잠금장치 형태보다 내구성이 더 좋음
	  – 외부 잠금장치(locking unit)
	    → 외부에 잠금장치가 위치함

7) 어깨 장치(shoulder units)

조작	• 대부분이 수동 조작(manually)이거나 마찰을 이용함
일반적 형태	• flexion abduction unit : 마찰을 이용한 형태 • locking shoulder joint : 잠금이 있는 형태
전사반부/앞사반 절단 (interscapular thoracic amputation = forequater amputation)	• 어깨뼈와 빗장뼈가 제거된 절단 • 무게를 줄이기 위해 가벼운 재료를 사용함 • 내골격형 의수(endoskeletal prosthesis)를 사용함

6.3 상지 의수 프로그램(Upper extremity prosthetic program)

1. 의수 전 평가(Preprosthetic evaluation)

평가 내용	• 환자의 의학적 병력(medical history), 가족, 직업, 과거의 레저활동 등 • 남겨진 사지(residual limb)에 대한 평가 – 줄자를 이용해 둘레와 길이를 측정함

2. 의수 전 치료(Preprosthetic treatment)

<table>
<tr><td>상처 치유
(wound healing)</td><td>① 마사지의 목적 및 효과
• 남겨진 사지(residual limb)의 흉터 유착을 방지하기 위해 실시함
• 혈액순환을 증가시킴
• 탈감각(desensitization)을 보조할 수 있음
• 부종을 감소시킴
• 남겨진 사지를 다루는 두려움을 극복하는 데 도움이 됨
② 마사지 순서
• 먼저 깊은 마사지(deep massage)를 실시함
• 이후에 보다 가벼운 마사지를 실시함</td></tr>
<tr><td>탈감각
(desensitization)</td><td>① 수술 후 남겨진 사지의 특성
• 민감(hypersenstive)해질 수 있음
• 마사지를 통한 탈감각 테크닉이 필요함
② 다른 방법들
• 태핑(tapping)
• 진동(vibration)
• 지속적 압박(pressure)
• 사지(limb)에 다양한 재질을 적용 : 천, 면 등</td></tr>
<tr><td>붕대 감기
(wrapping)</td><td>① 남겨진 사지에 붕대를 감는 목적
• 남겨진 사지의 모양을 좋게 하기 위해
• 남겨진 사지의 부피를 줄이기(shrink) 위해
• 의수(prosthesis)를 잘 견딜 수 있는 좋은 모양(tapered)으로 만들기 위해
② 남겨진 사지의 모양을 만드는 붕대
• 탄력 붕대(elastic ace bandage)
• 원통형 붕대(tubular bandage)
• shrinker socket
③ 탄력 붕대의 적용
• 8자 모양(figure-eight)의 방법이 일반적으로 사용됨
• 붕대 적용은 부드럽고 균등한 압박이 가해지도록 함
• 먼쪽에서 몸쪽 방향으로 감아줌
• 너무 단단히 매지 말아야 함
• 낮에는 수차례 바꿔 매주어야 함
• 붕대감기(wrapping) 사이마다 피부상태를 확인해야 함</td></tr>
</table>

붕대 감기 (wrapping)	④ transhumeral(AE) 절단 환자 • 가슴 부위를 감아서 붕대를 안정화시킴 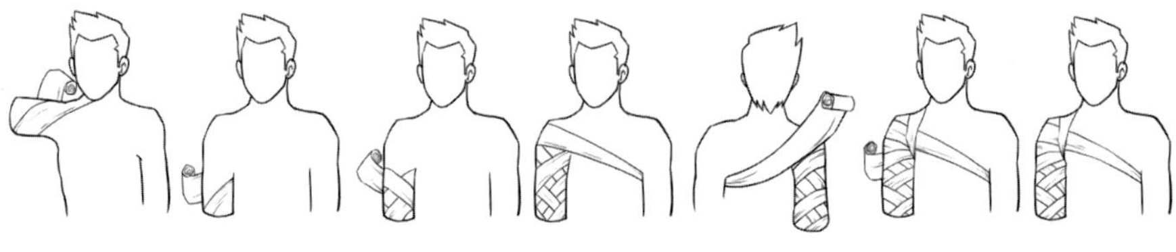 **그림 6-4** 남겨진 사지의 붕대 감기 : AE
둘레 측정 (circumference measurement)	• 남겨진 사지의 둘레를 측정함 • 환자의 의수 준비를 위해 • 캐스트(cast)할 준비가 되어졌을 때 실시함 • 같은 영역을 반복 측정해야 함 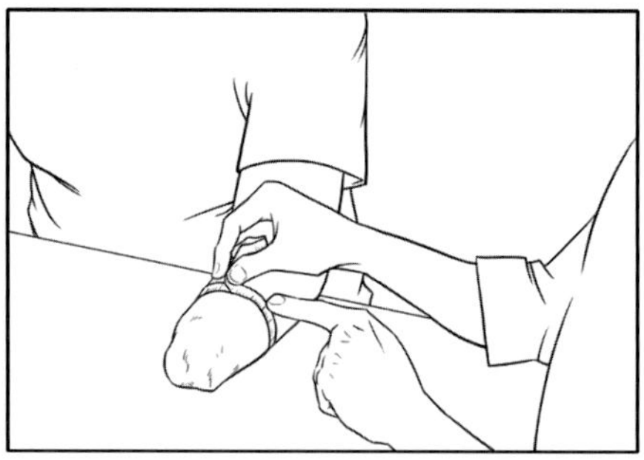 **그림 6-5** 남겨진 사지(residual limb)의 둘레 측정
피부 위생 (skin hygiene)	• 의수 프로그램에 있어 피부 위생에 대한 교육은 매우 중요한 부분이 됨 • 남겨진 사지는 매일 세척해야 함 – 순한(mild) 비누를 사용하여 세척해야 함 – 완전히 깨끗이 씻어내야 함 – 건조 시 두드리며(patted) 말려줌 – 의수양말 착용 전 완전히 말려야 함
무감각한 피부 (insensate skin)	• 감각 손상이 있는 사지의 안전과 관리에 대한 교육이 이루어져야 함 • 환자는 남겨진 사지를 확인(inspection)해야 함 – 붕대(wrap)를 벗겼을 때 확인 – 남겨진 사지를 씻은 후 확인
상지의 ROM, 근력, 지구력	① transradial(BE) 절단 환자 • 어깨관절, 팔꿉관절, 어깨뼈와 관련된 근육의 근력이 중요한 역할을 함 • 의수 사용 시 어깨의 근육을 사용하기 때문

상지의 ROM, 근력, 지구력	② long transradial(BE) 절단 환자 • 엎침과 뒤침의 움직임이 중요함 ③ transhumeral(AE) 절단 환자의 근력 강화에 필요한 동작 • 어깨뼈의 내림(depression), 어깨의 폄(extension), 어깨의 벌림(abduction)의 조합 – elbow locking에 사용되는 동작 ④ 흉부의 팽창(chest expansion) • 상위 수준의 절단에 있어 중요한 동작이 됨 ⑤ 홈 프로그램(home program) • 일반적인 근력강화 운동이 포함되어야 함 • 치료 시 특정 움직임에 대한 교육이 필요함
ILSS (independent living skills status)	• 의수 전 단계에 건측(sound side) 팔의 사용이 촉진됨 • 우세(dominant) 손의 절단 시 – 비우세(non dominant) 손의 역할을 우세 손으로 전환하는 훈련이 요구됨 → 민첩성(dexterity)과 협응력(coordination)이 요구되는 활동들 예 글씨 쓰기 훈련 • 양측(bilateral) 절단 환자 – 가능한 빨리 보조도구(adaptive equipment)를 소개함 → 환자의 독립성 수준을 증가시키기 위해 • 보조도구 – 식사 도구, 글씨 쓰기 도구, 옷 입기 도구 등 – 벨크로, 루프(loop), 커프(cuff) 등의 이용 • 발기술(foot skill)의 사용도 필요함

6.4 의수족 프로그램(Prosthetic program)

위생(hygiene)	① 남겨진 사지와 sock의 위생 • 의수족 훈련 초기부터 위생에 대한 교육이 필요함 ② 의수와 남겨진 사지에 대한 관리 • 자주 점검해야 함, 매일 세척해야 함, 잘 건조시켜야 함, 방향제를 적절히 사용함 ③ 의수양말의 관리 • 반드시 세탁해야 함, 부드럽게 짜야함, 펴서 말려야 함(원래 상태가 유지되도록)

위생(hygiene)	④ 하네스(harness) 아래에 의복 착용하기 • 땀 흡수(perspiration)를 위해 • 겨드랑이와 등 부위의 피부 변성을 예방하기 위해
의수 용어 및 기능 (prosthetic terminology and function)	• 환자는 의수 관련 용어와 기능을 학습해야 함 • 재활 팀과의 의사소통에 있어 중요함
의수 관리 (care of the prosthesis)	① 소켓(socket) 관리 • 매일 부드러운 천과 순한 비누를 사용하여 세척함 • 따뜻한 물을 이용하여 세척함 – 완전한 건조를 위해 세척은 밤 시간이 추천됨 ② 관찰 • 매일 관찰(inspection)을 통해 추가적 문제들을 예방할 수 있음
의수착용 스케줄 (prosthesis wearing schedule)	① 첫 의수 훈련 시간 • 의수착용 스케줄에 대한 소개 및 스케줄 제공이 필요함 ② 의수착용 방법 • 처음에는 1일 3회(매회 약 15~30분) 정도 의수를 착용함 • 피부 관찰 – 피부를 가까이에서 관찰해야 함 – 만약 피부 상태가 좋다면 착용시간을 더 증가시킴 → 피부에 문제가 없다면 1일 3회, 매회 최대 30분까지 증가시킴 → 첫 주 내에 하루 종일 착용이 가능해야 함 ③ 피부 문제의 발생 • 피부의 문제가 사라질 때까지 의수를 착용하지 않음 ④ 말단장치(TD)의 고무 밴드 수의 증가 • 의수 착용자의 인내력(tolerance)이 증가됨에 따라 조금씩 증가시켜 나감

1. 의수점검(Checkout of the prosthesis)

의수 제공 시 의료진이 확인해야 할 내용	• 처방된 요구에 맞춰졌는가? • 기능적으로 효율적인가? • 의학적으로 문제가 없는가?
의수 평가 내용	• 의수 착용과 탈의 시 ROM의 비교 • 조절시스템(control system)의 기능 및 효능 • 다양한 자세에서의 말단장치(TD) 조절

의수 평가 내용	• 소켓(socket)의 미끄러짐 정도 • 압박의 적합성 및 편안함 정도 • 아래팔의 굽힘에 요구되는 힘 정도
Transradial(BE) 의수 점검	① 치료사의 점검 내용 • 의수 착용과 탈의 시 팔꿉관절(elbow)의 굽힘을 비교 측정함 • ROM이 10° 이상 차이가 나면 안 됨 ② 엎침(pronation)과 뒤침(supination) • wrist disarticulation과 long transradial 절단 환자 • 의수 착용 상태로 50% 이상의 돌림이 가능해야 함 ③ 말단 장치(TD) 열기 • 팔꿉관절 90° 굽힘 상태에서 TD를 완전히 열 수 있어야 함 • 70～100% 열림이 필요한 지점 – 입 주변(완전 굽힘)에 왔을 때 – 팔꿉관절이 완전 폄 상태에 있을 때
Transhumeral(AE) 의수 점검	① 팔꿉관절이 잠겼을 때 • 위팔(humerus)의 움직임을 교육해야 함 • 어깨관절 : 굽힘, 폄, 벌림, 안쪽돌림, 바깥돌림 ② 의수 착용 시 필요한 최소 ROM • 어깨관절의 굽힘 90° • 어깨관절의 폄 30° • 어깨관절의 벌림 90° • 어깨관절의 돌림 45° ③ 의수의 팔꿉관절 굽힘 • 남겨진 사지의 어깨관절 굽힘이 만들어 내는 동작 • 의수의 팔꿉관절 ROM은 10～135° – 어깨관절 굽힘은 45°를 넘지 않음 ④ 어깨관절의 벌림 • 팔꿉관절의 잠금 없이 60° 이상 가능해야 함 ⑤ 말단 장치(TD)의 최대 열기(opening) 방법 • 팔꿉관절 90° 굽힘 • 팔꿉관절 잠금 • TD 최대 열기 ⑥ 팔꿉관절의 완전 폄 상태의 점검 • 팔꿉관절의 완전 폄 후 말단 장치(TD) 열기는 최소 50% 이상이어야 함

<table>
<tr><td>Transhumeral(AE)
의수 점검</td><td>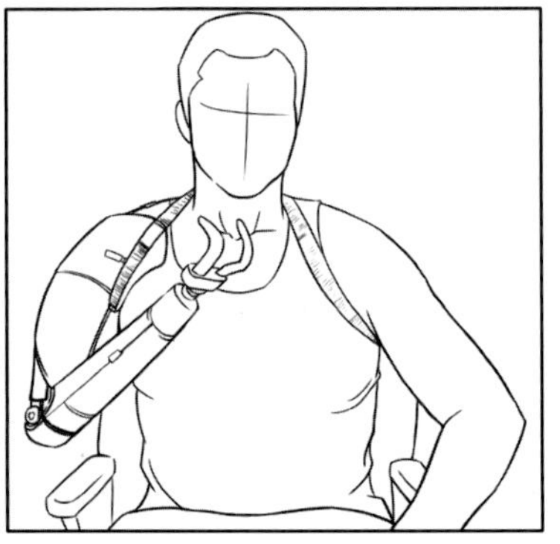
그림 6-6 AE 절단 환자의 말단 장치(TD) 열기</td></tr>
</table>

2. 조절 훈련(Control training)

1) 개요

거울을 이용한 훈련	• 거울 앞에서 조절 훈련을 실시함 – 의수 조절 훈련 중 가장 좋은 방법이 됨 – 요구되는 움직임을 습득하는 데 도움이 됨 : 최소의 움직임을 만듦 – 적절한 신체 메커니즘(body mechanism)을 확인할 수 있음
조절 훈련 시 내용들	• 의수(prosthesis) 조작에 요구되는 기술들 • 관절 보호(joint protection) • 에너지 보존(energy conservation) • 작업 단순화(work simplication)

2) 의수 착탈

코트법 (coat method)	방법 1(순서)	① 테이블이나 침대 위에 의수를 위치시킴 ② 남겨진 사지를 케이블(control cable)과 Y strap 사이로 밀어 넣음 ③ 남겨진 사지를 들어올림 ④ 하네스(harness)는 아래를 향해 매달리게 됨 ⑤ 건측(sound) 손을 액와 루프(axillary loop)에 넣음 ⑥ 코트를 입듯이 하네스를 착용함
	방법 2(순서)	① 정상 손으로 하네스의 액와 루프에 팔을 넣음 ② AE 절단 환자는 의수의 팔꿉관절(elbow)을 90° 굽힘 ③ 의수의 아래팔(prosthetic forearm)을 잡고 들어 올림 ④ 의수를 머리 위까지 들어 올림 ⑤ 남겨진 사지를 소켓 속으로 넣음

코트법 (coat method)	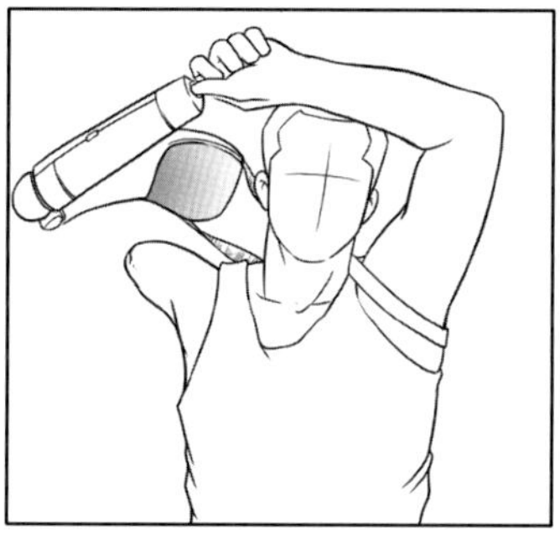 그림 6-7 코트방법(coat method)
스웨터법 (sweater method)	• 하네스에 양쪽 손을 넣음 • 양 팔을 위로 올려 스웨터를 입는 것처럼 하네스가 아래로 내려오게 함 • 하네스와 의수를 정렬함 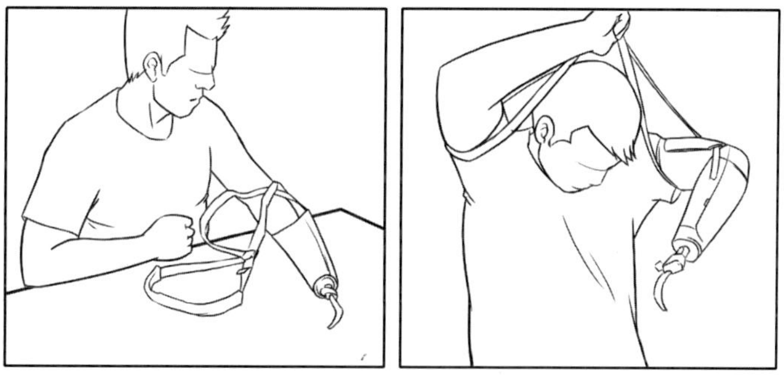 그림 6-8 스웨터법(sweater method)

3) 단측(unilateral) transradial(BE) 의수

말단장치(TD)의 조절	• 말단장치의 열기와 닫기를 위한 동작 • 어깨뼈 벌림(scapula abduction) + 어깨관절 굽힘(glenohumeral flexion)
엎침 및 뒤침 (pronation & supination)	• 남겨진 사지를 이용할 경우 – 남겨진 사지가 충분히 길어야 함 – 별도의 엎침과 뒤침에 대한 연습이 필요함 • rigid hinge를 사용할 경우 – 손목장치(wrist unit)를 손으로 돌림으로 엎침과 뒤침 동작을 만들어 줌
말단장치(TD)의 교체	**순서** ① 먼저 후크(hook) 또는 손가락 사이에 물건을 넣어둠 • 케이블이 충분히 느슨해지도록 함 ② TD를 제거함 ③ 새로운 TD를 손목장치(wrist unit)에 연결함 ④ 마지막으로 케이블(cable)을 연결함

4) 단측 transhumeral(AE) 의수

<table>
<tr><td>팔꿉관절 장치
(elbow unit)에 부착된
케이블(cable)의 역할
: 잠그기와 풀기</td><td>① 팔꿉관절 장치(elbow unit)가 풀렸을 때(unlocking)
• 첫 번째 케이블에 장력이 걸리면서 의수의 팔꿉관절이 굽힘됨(flexes the elbow)
② 팔꿉관절 장치가 잠겼을 때(locking)
• 두 번째 케이블에 장력이 걸리면 말단장치의 조작이 일어남</td></tr>
<tr><td>안쪽돌림 및 바깥돌림
(internal and
external rotation)</td><td>• 어깨관절의 안쪽돌림과 바깥돌림을 만드는 방법
– 팔꿉관절 장치와 소켓 사이에 장착된 턴테이블(turn table)을 손으로 조작하므로 동작을 만듦</td></tr>
<tr><td>팔꿉관절의
굽힘 및 폄
(elbow flexion
and extension)</td><td>① 팔꿉관절 굽힘 교육 시 주의사항
• 치료사는 의수를 착용한 환자의 얼굴을 보호해야 함
• 초기 연습 시 팔꿉관절 굽힘에 대한 조절이 어려우므로 말단장치로 자신의 얼굴을 칠 수 있음
② 방법
• 치료사는 팔꿉관절 장치가 풀어져 있는 지를 먼저 확인함
• 환자에게 느린 위팔(humerus) 굽힘과 어깨뼈 벌림을 요구함
– 의수의 팔꿉관절 굽힘이 발생됨
• 환자에게 어깨관절의 폄 동작을 요구함
– 의수의 팔꿉관절 폄이 발생됨</td></tr>
<tr><td>팔꿉관절 잠금
(elbow locking)</td><td><table><tr><td>팔꿉관절 장치
(elbow unit)</td><td>• 두 번의 '딸깍' 소리가 반복될 때 잠겨짐
• 같은 동작으로 팔꿉관절 유닛을 잠그고 풀 수 있음</td></tr><tr><td>동작</td><td>• 어깨관절 및 어깨뼈의 조합된 움직임을 통해 팔꿉관절 유닛을 잠금
– 어깨관절 : 과도한 폄(hyperexension)+벌림(abduction)
– 어깨뼈 : 내림(depression)</td></tr></table></td></tr>
<tr><td>말단 장치(TD) 조절</td><td>• 팔꿉관절의 굽힘을 만드는 동작과 같은 동작으로 TD를 조절함
– 어깨관절 굽힘과 어깨뼈 벌림
– 팔꿉관절이 잠긴 상태에서 TD를 조절함
• 처음에는 90°에서 팔꿉관절 잠금을 만든 후 TD를 조작하는 것이 좋음
• 다양한 ROM범위에서의 연습 : 완전 굽힘~완전 폄 사이<table><tr><td>순서</td><td>① 팔꿉관절 잠그기(elbow locking)
② TD 열기
③ 팔꿉관절 풀기(elbow unlocking)
④ 팔꿉관절 제자리로 돌아가기(reposition)</td></tr></table></td></tr>
</table>

6.5 의수 사용 훈련(Use training)

1. 개요

쥐기 훈련 (prehension training)	• 처음에는 크고 단단한 물체를 사용하는 것이 좋음 – 적목(block), 캔, 병 등의 물체를 이용함 • 점진적으로 부드럽고 부서지기 쉬운 물체를 사용함 – 고무공, 스펀지, 종이박스, 원뿔, 종이컵 등 • 사물들을 다양한 위치에 배치하여 훈련시킴 – 팔꿉관절 및 말단 장치의 준비자세(prepositioning)가 요구되는 위치 – 말단장치의 조작이 다양한 높이에서 이루어지도록 훈련함
양측 의수 (bilateral prostheses)	• 의수 연습 – 사물 넘겨주기와 같은 활동을 연습함 – 분리된 의수 사용을 연습함

2. 훈련의 순서

<table>
<tr><th>순서</th><th>손목이단 및 아래팔 절단
(wrist disarticulation & transradial amputation)</th><th>팔꿉이단 및 위팔 절단
(elbow disarticulation & transhumeral amputation)</th></tr>
<tr><td>시작
↓</td><td>• TD의 착탈 훈련하기
↓
• TD를 이용한 잡기와 놓기
– 전범위에서 훈련하기
– 1/3 열기 → 1/2 열기 → 3/4 열기 순으로 훈련하기
↓
• TD 돌리기 소개하기</td><td>• 팔꿉장치의 잠금 및 풀기 보여주기
↓
• 팔꿉관절 위치시키기 및 잠그기
– 전체 RDM의 1/3 수준 → 전체 ROM의 1/2 수준 → 전체 ROM의 3/4 수준
↓
• 자유롭게 흔들기(swing) 보여주기
↓
• 턴테이블(turn table)을 이용해 돌림(안/밖) 훈련하기
↓
• 손목 장치 및 TD 조절 적절하게 수행하기</td></tr>
<tr><td>마지막 단계</td><td colspan="2">↓
• 어깨관절, 팔꿉관절, TD의 조절 훈련을 위해 치료사의 동작 따라하기
↓
• 신체 정중선에 의수 위치시키고(잠금상태) 훈련하기
– 선(standing) 자세로 유사한 크기, 무게, 밀도를 지닌 물체를 잡고 한 곳에서 다른 곳으로 이동시키기
– 선 자세 및 앉은 자세에서 다양한 크기, 무게, 밀도를 지닌 물체를 잡기와 높기(진보된 활동)
↓
• 다양한 높이의 좌우 물체들을 잡기와 놓기(진보된 활동)
– 올바른 신체 역학을 강조함(encourage)
• 부서뜨림 없이 다양한 질감과 밀도를 지닌 물체를 잡기와 놓기(부드러운 공, 스티로폼 컵, 감자칩 등)</td></tr>
</table>

6.6 전동 의수(Electric powered prosthesis)

1. 개요

혼용되는 용어들	• myoelectric prosthesis • eletric prosthesis • 서로 혼용해서 사용하기도 함
근육 표면의 전류	• 의수의 핸드 기능(prosthetic hand function)을 조절하는 데 사용함

원리	• 근전도(myoelectrical) 신호를 감지함
	  – 표면의 electrocodes가 있음
	• 근전도 신호를 확대함
	  – EMG amplifier(그림 6-9)
	• 신호에 의해 움직임이 발생됨
	  – 조절장치(control unit)에 의해 처리됨

2. 아래팔 환자의 전동 의수

관련 근육	• 손목 굽힘근(wrist flexor muscle)을 사용하여 손의 움직임을 만듦
장점	• 향상된 외관 • 악력(쥐는 힘)의 증가 • 하네스(harness)가 없거나 거의 없음 • 머리 위(overhead)에서 사용이 가능함 • 조절을 위해 최소의 노력만 필요함 • 인간의 생리적 반응에 보다 가까워진 조절방식을 지님
단점	• 비싼 가격 • 관리 및 유지의 어려움 • 잘 찢어지는 장갑 및 빈번한 교체 • 감각 되먹임(sensory feedback)의 부족 • 전동 손(electric hand)의 느린 반응 • 무거움

3. 수동 의수와의 차이점

수동 의수와의 차이점	• 관리 비용이 더 많이 들어감 • 수동 의수보다 높은 곳의 물건 잡기가 가능함 • 관리가 더 필요하며 운동반응이 더 느림 • 수동 의수보다 더 무겁과 비쌈 • 수동 의수보다 하네스가 적거나 없음 • 수동 의수에 비해 외관이 더 좋음

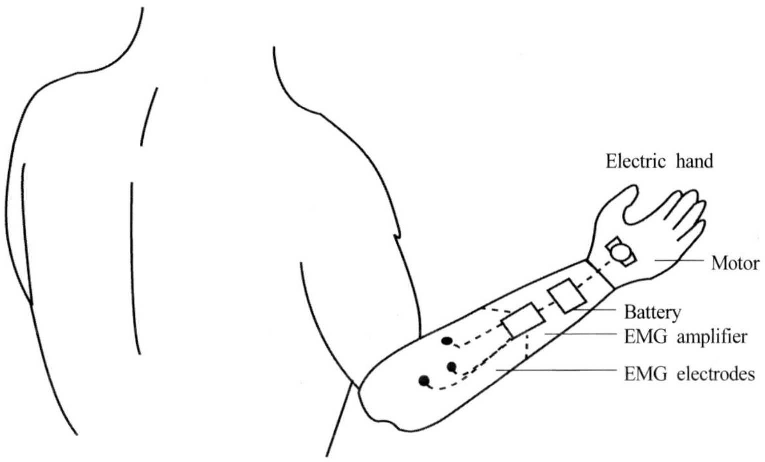

그림 6-9 전동 의수

6.7 하이브리드 의수(Hybrid prostheses)

특징	• 전동(elecric power)과 수동(body power)이 합쳐진 형태임 • 많은 경우보다 더 기능적임 • 보다 더 수용적(acceptable)임 • 보다 더 비싼 경향을 지님 • 전동 손은 고도의 기술을 요함 • 케이블(cable)과 하네스(harness)가 줄어든 형태도 있음

SUMMARY

1. 수술 후 문제점

1) 피부(skin)

(1) 지연되는 피부 회복, 넓은 부위의 피부 이식

(2) 다양한 피부에 문제가 나타날 수 있음

- 피부 탈락, 궤양, 괴사, 알레르기, 부종 등

2) 감각 문제(sensory problems)

(1) 신경종(neuromas)

(2) 환상감각(phantom sensation)

(3) 환상통(phantom pain)

3) 뼈의 문제(bone problems)

- bone spurs

4) 상처 치유의 지연 및 감염(delayed wound healing and infection)

- 수술 후 감염, 흡연, 혈관의 문제, 당뇨, 신장의 문제 등이 원인

2. 상지 절단(Upper Extremity Amputations)

1) 절단의 레벨(level) 및 기능 손상(functional loss)

※ 상지 절단의 레벨과 기능 상실

절단의 레벨	기능 상실(loss of function)
Partial Hand	• 약간 또는 모든 쥐기 기능의 상실
Wrist disarticulation	• 손과 손목의 기능 : 약 50%의 엎침 및 뒤침(pronation & supination) 기능의 상실
Long transradial	• 손과 손목의 기능 : 대부분의 엎침 및 뒤침 기능의 상실
Short transradial	• 손과 손목의 기능 : 모든 엎침 및 뒤침 기능의 상실 • 팔꿉관절(elbow) : 굽힘 및 폄 기능의 상실
Elbow disarticulation	• 손과 손목의 기능 : 모든 엎침 및 뒤침 기능의 상실 • 팔꿉관절(elbow) : 굽힘 및 폄 기능의 상실
Long transhumeral	• 손과 손목의 기능 : 모든 엎침 및 뒤침 기능의 상실 • 팔꿉관절(elbow) : 굽힘 및 폄 기능의 상실
Short transhumeral	• 위(above) 기능 모두 상실(손, 손목, 팔꿉관절) • 어깨관절(shoulder) : 안쪽돌림 및 바깥돌림(internal & external rotation) 기능의 상실
Shoulder disarticulation	• 모든 팔과 손의 기능 상실
Interscapular thoracic	• 모든 팔과 손의 기능 상실 • 빗장뼈(clavicle) 및 어깨뼈(scapular) : 부분적 또는 완전 손상
Bilateral amputation	• 절단의 레벨에 의해 기능이 결정됨

2) 수동의수(U/E body powered prosthesis)의 요소들

(1) prosthetic sock
(2) 소켓(socket)
(3) 하네스와 조절 시스템(harness and control system)
(4) 말단 장치(TD : terminal device)
(5) 손목 유닛(wrist unit)
(6) 팔꿈치 유닛(elbow units)
(7) 어깨 유닛(shoulder units)

3. 상지 의수 프로그램(Upper Extremity Prosthetic Program)

1) 의수 전(preproshetic) 평가(evaluation)

(1) 환자의 의학적 병력(medical history), 가족, 직업, 과거 레저활동 등
(2) 남겨진 사지(residual limb) 측정

2) 의수 전 치료(preprosthetic treatment)

(1) 상처 치유
(2) 탈감각 테크닉(desensitization technique)
(3) 남겨진 사지(residual limb)에 붕대 감기
(4) 적절한 피부 관리에 대한 교육
(5) PROM 및 AROM의 유지
(6) 상체 근력 및 지구력의 증진

4. 의수 조절 훈련(Controls Training)

1) 의수의 착탈(donning and doffing)

2) 단측(unilateral) BE 의수

(1) 말단 장치(TD) 조절

① TD의 열기와 닫기
② 어깨뼈 벌림(scapula abduction)+어깨관절 굽힘(golenohumeral flexion)

(2) 엎침 및 뒤침(pronation&supination)

① 남겨진 사지(residual limb)로 할 경우
② 남겨진 사지가 충분히 길어야 함
③ 엎침 및 뒤침의 연습이 필요함

3) 단측(unilateral) AE 의수

(1) 안쪽돌림 및 바깥돌림(internal and external rotation)

① 안쪽돌림 및 바깥돌림의 발생

② 팔꿉관절 유닛(elbow unit)과 소켓(socket) 사이에 장착된 턴테이블(turn table)을 손으로 조작

(2) 팔꿉관절 굽힘과 폄(elbow flexion and extension)

① 치료사는 팔꿉관절 유닛(elbow unit)이 풀어져 있는지 확인함

② 환자에게 느린 위팔(humerus) 굽힘과 어깨뼈 벌림(abduction)을 요구함

③ 팔꿉관절 굽힘 발생

④ 환자에게 어깨관절의 폄(shoulder extension)을 요구함

⑤ 팔꿉관절 폄 발생

(3) 팔꿉관절 잠금(elbow locking)

① 어깨관절과 어깨뼈의 조합된 움직임

- 어깨관절(shoulder) : 과도한 폄(hyperexension), 벌림(abduction)
- 어깨뼈(scapula) : 내림(depression)

(4) 말단 장치(TD) 조절

① 팔꿉관절의 굽힘을 만드는 동작과 같은 동작

- 어깨관절(shoulder) 굽힘과 어깨뼈 벌림(abduction)
- 팔꿉관절이 잠긴 상태에서 TD를 조절함

② 처음에는 90° 팔꿉관절 잠금에서 수행함

- TD의 조작을 수행

5. 전동 의수의 장단점

1) 전동 의수의 장점

(1) 향상된 외관

(2) 악력(쥐는 힘)의 증가

(3) 하네스(harness)가 없거나 거의 없음

(4) 머리 위(overhead)에서의 사용이 가능함

(5) 조절을 위해 최소의 노력만이 필요함

(6) 인간의 생리적 반응에 보다 가까워진 조절방식

2) 전동 의수의 단점

(1) 비싼 가격

(2) 관리 및 유지가 빈번함

(3) 잘 찢어지는 장갑 및 빈번한 교체

(4) 감각 되먹임(sensory feedback)의 결핍

(5) 전동 손(electric hand)의 반응이 느림

(6) 무거움

7

C·H·A·P·T·E·R

노 화
(Aging)

2024 OCCUPATIONAL THERAPY

꼭! 알고 넘어가기!!

- 노인의 일반적인 특성을 이해해야 한다.
- 노화로 인한 변화에 대한 문제들이 빈번히 출제되고 있다.

7.1 개요

노인 인구 증가	• 사회적 영향 – 정치, 경제, 가족구성, 사회서비스 등 전 사회에 걸쳐 영향을 미치고 있음
노인의 정의	• 일반적으로 65세 이상을 말함
노인의 특성	• 생명연장으로 노인인구의 증가가 예상됨 – 질병을 가지고도 오래 생존하게 됨 • 인구통계(demographic) – 성별, 수입, 거주형태와 관련이 있음 • 노인 그룹 속에 다양성이 증가되고 있음 • 만성적 상태와 관련성이 있음 • ADL과 IADL 수행에 제한이 있음 • 인지손상 발병률이 높음 • 사회심리적 이슈들이 발생함 – 나이와 환경의 변화로 인해 발생됨 • 건강관리에 대한 요구가 높아짐 • 보호시설 및 지지 시스템에 대한 요구가 커지고 있음 • 사회적 지지의 필요성이 증가되고 있음 • 건강관리 비용이 증가되고 있음 • 공적자금의 요구가 증가되고 있음 • 추가적 의료비용의 지출이 증가되고 있음 • 나이에 따른 다양하고 복잡한 임상적 양상이 나타남

7.2 건강

고령화 사회에 기여한 요소들	• 공중위생(sanitation)의 향상 • 삶의 질 향상 • 의료의 발전 • 건강관리를 위한 접근성의 향상
노화로 인한 만성적 상태	• 만성적 문제 – 기능적 제한을 만듦 • 65세 이상 노인의 문제 – 1/3 이상이 만성적 문제로 인해 일상생활에 제한이 있음 • 대표적인 4대 만성질환 – 관절염, 심장질환, 청각장애, 정형외과적 질환 → 노인 중 3/4이 4대 질환 중 하나를 가지고 있음 → 노인 중 1/2이 4대 질환 중 2가지 이상을 가지고 있음 • 기능 유지 – 만성적 문제를 가졌음에도 불구하고, 보통의 노인들은 인생말기까지 기능을 잘 유지하며 살아감

7.3 노화로 인한 변화

1. 신체적 변화

감각 손상	• 시각, 청각 손상이 가장 일반적임 • 발생되는 문제들 – 안전의 문제 – 자아상의 문제 – 인간관계의 문제 – 삶의 질 저하 • 보조도구 – 안경, 보청기 등이 추천됨

<table>
<tr><td>시각</td><td>• 수행영역에 부정적인 영향
– 운전, 레저, 이동, ADL 등
• 노인의 시각 문제
– 동공이 축소됨
– 수정체가 두꺼워지며 탄력성이 저하됨
– 수정체의 투명성이 상실됨
→ 노란색으로 변하며 망막에 전달하는 빛의 양이 줄어듦
→ 파란색 계열을 구별하기 어렵게 됨
– 조명이 어두운 환경에서 시력이 저하됨
– 눈동자 움직임이 느려짐
– 노안(presbyopia)이 나타남
– 색(color) 구별의 어려움이 나타남
– 백내장(cataract)이 발생함
– 노인성 황반변성(AMD : age-related macular degeneration)이 나타남</td></tr>
<tr><td>청각</td><td>① 문제들
• 청각구별 능력의 저하
– 특히, 소음이 있는 환경에서 단어를 잘 분별하지 못함
• 청력상실
– 낮은 전도율(conduction) 때문
→ 과도한 귀지(ear wax), 이소골의 이탈 등으로 인해
– 감각신경의 손상(sensorineural loss)으로 인해
– 노인성 난청(presbycusis)의 발생
② 수행기술에 미치는 영향
• 환경과의 상호작용에 부정적인 영향을 미침
• 커뮤니케이션의 문제가 발생됨
• 청각 문제로 인해 사회적 고립, 우울증, 무력함(helplessness), 편집적(paranoid) 사고, 인지력 감소 등이 발생됨</td></tr>
</table>

2. 장기의 변화

신장	• 효율성의 저하 – 신장의 여과기능 효율성이 저하됨 • 약물 독성 – 신체부피의 감소, 높아진 체지방, 줄어든 수분 등이 원인이 됨 – 신체 내 약물분산의 변화로 혈중 약물농도가 상승함 → 과도한 약물효과로 이어짐
폐	• 자체 탄력성이 저하됨 • 가스 교환 효율성이 저하됨 • 호흡근 및 늑간근의 근력이 저하됨 • 결과적으로 호흡에 어려움이 발생됨 • 심혈관 능력이 저하됨
생물학적 노화	• 근력의 변화 • 유연성의 변화 • 자세의 변화 • 보행의 변화 • 통증역치의 변화 • 콜라겐 섬유의 변성으로 인해 피부, 근육 등의 지지능력이 저하됨 • 뼈의 밀도 감소 • 관절의 유연성 저하 • 피부 탄력의 저하
중추신경계(CNS)의 변화	• 수상돌기(dendrites) 수의 감소 • 아말로이드 침착(amyloid deposit) 수의 증가 • 프라그(plaque)의 증가 • 특정 신경전달 물질의 감소 • 반응시간이 느려짐 • 운동감각 기능의 저하 • 미각, 후각, 전정감각, 촉각 등의 기능 변화
기타	• 소화기계 및 면역계의 기능 변화

3. 인지의 변화

개요	• 정보처리 및 문제해결 능력 – 안전과 독립적 ADL에 중요한 요소가 됨 • 실용 인지(actual cognition)의 감소 – 삶의 질을 저하시키는 주요 요인(threat)이 됨 – 신체적 문제와 동반되어 더욱 큰 문제들을 만듦
치료 시 고려사항	• 약물의 부작용 • 알코올 및 약물남용 • 시각 및 청각의 손상 • 영양부족 • 스트레스 • 수면 문제 • 우울증 • 의학적 문제들 예 당뇨, 고지혈증, 고혈압 등
기억력	• 기억력 손상 – 많은 노인들에게 관심이 되는 부분임 • 기억 처리의 정상적 과정 – 정보 획득 → 정보 저장 → 정보 회상 • 노화의 진행에 따른 정보회상 능력 – 진행될수록 정보회상 능력은 더욱 손상됨
기타	① 알츠하이머형 치매 • 단기기억의 장애 • 점진적인 진행 • 느린 진행 • 퇴행성 질환 • ADL 손상 ② 뇌졸중(CVA) • 갑작스런 인지손상이 특징임

4. 심리적 적응(Psychological adaptation)

<table>
<tr><td>성공적 노화의 3요소</td><td colspan="2">• 질병과 장애의 부재
• 높은 인지 및 신체기능의 유지
• 자신의 삶에 참여하기</td></tr>
<tr><td rowspan="3">스트레스</td><td colspan="2">① 노인들의 스트레스 극복전략
• 일반적으로 젊은 시절의 전략보다 더 성공적임
② 분류 및 사례</td></tr>
<tr><td>스트레스 유발인자</td><td>• 주(major) 유발인자
• 지속적(persistent) 유발인자
• 일상의 말다툼(hassle)</td></tr>
<tr><td>스트레스 사례</td><td>• 가족이나 친구의 죽음
• 퇴직 후 정체성 상실
• 재정적 문제
• 신체기능의 감소
• 격렬한 언쟁
• 기타 다양한 다툼들</td></tr>
</table>

1) 극복 전략(copying stratege)

• 문제해결 기술에 영향을 미치는 4요소

첫 번째 요소 : 선행조건(antecedent)의 충족	• 건강 • 기본 인지능력 • 개인적 성격 : 융통성 있는 사람 VS 융통성 없는 사람
두 번째 요소 : 문제해결을 위해 문제 본질에 접근하기	• 그 노인이 수동적인지 또는 능동적인지? • 문제에 대해 정확히 인식하고 있는지?
세 번째 요소 : 환경적 요구에 대한 조건	• 사회·경제적 환경 • 문화적 환경 • 물리적 환경
네 번째 요소 : 만족도	• 문제해결 후 결과가 만족스러운지? • 웰빙의 개념에 흡족한지?

2) 건강에 대한 관심

건강 문제	• 노인들은 일반적으로 건강 문제에 대해 매우 민감함(vigilant) • 건강 이슈에 대해 더 빨리 반응하는 경향을 지님 • 건강문제에 대해 중년의 나이보다 더 빠른 의사결정을 할 수 있음
노인 환자와의 협력	• 치료과정 중 노인 환자와의 협력이 중요함 • 치료사는 노인에게 존경심을 보여줘야 함 • 노인의 신뢰와 의견을 구할 수 있어야 함 • 능동적 참여가 이루어지도록 유도해야 함 • 변화에 대한 극복을 도와주어야 함 • 긍정적인 결과에 대한 가능성을 지녀야 함

노인 환자 중재 시 필요한 질문들	• 당신의 문제(저에게 가져온 문제)는 무엇인가요?
	• 무엇이 잘못되었다고 생각합니까? 또는 무엇 때문이라고 생각합니까?
	• 왜 이런 문제가 생겼다고 생각합니까?
	• 언제부터 이 문제가 시작되었다고 생각합니까?
	• 당신의 질환이 당신에게 어떤 영향을 미쳤습니까?
	• 이 질환이 얼마나 심각하다고 생각합니까? 이 병이 오래 진행될 것이라고 생각하십니까? 아니면 곧 나을 것이라 생각하십니까?
	• 왜 저에게 치료를 받으러 왔습니까?
	• 저 외에 누가 당신의 건강이 좋아질 수 있도록 도울 수 있습니까?
	• 무엇이 당신의 문제를 해결할 수 있다고 생각하십니까?
	• 치료를 통해 얻고 싶은 가장 큰 결과는 무엇입니까?
	• 의료진(의사)은 모르지만 증상을 좋아지게 하거나 증상을 완화시키는 어떤 다른 것이 있었습니까?
	• 누군가 당신을 돕고 있습니까?
	  – 그 사람이 언급한 내용에 문제는 없었나요?
	  – 그 사람이 당신의 문제를 위해 어떤 것을 해야 한다고 했나요?
	  – 당신도 동의하나요?
	  – 당신도 그것을 했나요?
	• 당신이 가진 문제 중 가장 중요한 것은 무엇입니까?
	• 그 문제가 당신의 가족에게도 영향을 미칩니까?
	• 당신이 가진 질환 중 가장 걱정되는 것이 무엇입니까?
	• 저와 같이 당신의 문제에 대해 이야기할 수 있는 또 다른 사람이 주변에 있습니까?
	• 더 이야기하고 싶은 다른 것은 없나요?

5. 정신과적 문제

개요	• 노인의 정신과 질환 – 65세 이상 노인 중 22%가 정신과 질환의 진단기준을 만족시킴 • 노인의 정신과 질환 발생에 대한 3가지 시나리오 – 인생 초기의 정신과 질환의 연속 또는 재발생 – 이미 잠재했던 질환이 처음으로 나타남 – 인생 후기에 새로운 정신질환이 나타남 • 병리학적 질환의 발생 – 노환에 의한 뇌 기능 장애로 인해 발생됨 • 노인의 대표적인 정신과적 문제 – 불안(anxiety) : 11.5% – 인지장애 : 6.6% – 우울장애 : 4.4% • 기타 – 알코올 및 약물 남용
우울증 (depression)	• 우울증의 주요 증상 – 피로, 이른 아침 일어나기(잠깨기) 어려움, 잠들기 어려움, 기억에 대한 불만(memory complaints) • 발병률 – 노인층에서 타 질환에 비해 상대적으로 낮은 발생률을 보임 – 전체 노인의 5% 미만 • 노인에게 나타나는 우울증의 주요 증상들 – 자살과 우울증 → 인생 후기 우울증과 관련된 가장 큰 위험 요소 • 재활에 미치는 영향 – 재활과정에 부정적인 영향을 미침 – 여러 질환들을 더 악화시킬 수 있음 – 작업수행 참여를 방해함 → ADL, IADL, 사회참여 등을 방해함 • 평가도구 – GDS(geriatric depression scale), BDI(Beck depression inventory)

불안 장애 (anxiety disorder)	• 노인 – 노인에게 매우 흔한 문제이만 주목 받지 못함 • 생물학적 설명 – 신경전달물질에 변화가 발생됨 – 노르아드레너(noradrenergic) 기능이 감소됨 – 약물에 의한 부작용 – 기타 의학적 문제에 의한 불안 • 불안 증상을 보이는 노인들 – 남성 : 17% – 여성 : 21% • 노인의 불안과 관련된 요소들 – 통증, 기억력 상실, 알 수 없는 공포, 보호자
인격장애 (personality disorder)	• 왜곡된 지각, 타인의 반응에 대한 무시, 부적절한 감정의 폭발, 충동적 행동 조절의 어려움

6. 노화 이론

1) 미시적 이론

활동이론 (Activity theory)	• 헤비거스트와 그 동료들이 처음 주장 • 성인 300명을 대상으로 6번에 걸쳐 주기적으로 인터뷰하면서 발표한 연구 • 내용 – 사회활동에 참여하는 정도와 노인의 생활만족도는 긍정적인 상관관계가 있음 – 사회적 활동에 참여하는 정도가 높을수록 심리적 만족도와 생활만족도가 높아짐 – 노인은 중년층 역할을 좀 더 많이 유지해야 함 – 은퇴 또는 배우자의 사망으로 인해 상실된 역할을 대체해서 새로운 역할을 찾아야 함 • 레먼 등(1972)이 상징적 상호작용 관점에 입각하여 활동이론을 좀 더 정교화함 – 활동은 개인의 자아개념을 재확인하는 데 필요한 역할을 함 – 활동에 참여하면 역할에 대한 지지가 이루어지고, 이는 곧 긍정적 자아개념으로 연결됨
은퇴유리이론 (disengagement theory)	• 커밍과 헨리(1961)가 제시함 • 내용 – 노인은 점차 자기 자신에게 몰두해야 함

은퇴유리이론 (disengagement theory)	– 사회로부터의 은퇴는 의무적이고 수직적 관계인 직장으로부터 자발적이고 수평적인 동년배 친구 관계로 이동하게 된다고 봄 – 노년기에 이르러 중년기에 수행했던 다양한 역할로부터 유리되어 일상생활에서 하는 활동 수준을 줄이는 것이 정상임 – 궁극적으로 은퇴가 노인 자신뿐만 아니라 사회에도 도움이 됨
연속이론 (continuity theory)	• 이 이론은 개인의 삶에서 지속성을 중시함 • 내용 – 나이가 들어감에 따라 잃어버린 역할을 비슷한 형태의 역할로 대체함 – 전형적인 환경 적응방식을 유지하면서 일관된 행동 패턴을 유지하는 경향을 보임 – 나이가 든다고 해서 극으로 변하지 않으며, 지난 경험과 현재 하는 활동이 유사할 때 생활만족도가 높음 – 나이가 들어도 기본적인 성격은 그대로 유지됨 : 나이가 들수록 오히려 그 성격특성이 더 분명해짐 • 이 이론은 활동이론이나 은퇴유리이론보다 개인의 성향에 기초해서 노화를 잘 설명함
교환이론 (exchange theory)	• 공리주의 경제학 이론과 행동주의 이론에 근거한 것임 • 마틴(1971) – 돈이나 다른 자원을 많이 가진 노인은 가족이나 친척에게 권력을 행사하지만 그렇지 못한 경우에는 소외되거나 의존적인 지위를 감수할 수 밖에 없으며, 이러한 상황이 노인문제의 원인이 된다고 주장함 • 내용 – 인간은 합리적이고 이윤을 추구하기 때문에 보상을 최대화하고 비용을 최소화하는 방식으로 행동한다고 함 – 교환할 수 있는 자원을 많이 가진 사람이 그렇지 못한 사람보다 지배적인 위치를 차지하게 됨 • 이 이론은 인간관계의 상호작용을 명확하게 설명하였다는 점에서 각광을 받으며, 오늘날에도 노인뿐만 아니라 부부관계 등 다양한 관계의 상호작용을 설명할 때 적용됨
사회적 와해이론 (social breakdown theory)	• 심리적으로 허약한 개인이 주변 환경으로부터 부정적인 반응을 받으면 자아개념도 부정적인 영향을 받는다는 이론(부정적인 환류증상) • 노인에 대하여 사회적으로 규정된 부정적인 인식이 환류작용을 하면서 노인이 그러한 부정적인 틀 속에 갇혀버리고 이로 인해 노인의 사회적 관계와 활동이 더욱 어렵게 된다는 이론

사회적 와해이론 (social breakdown theory)	• 내용 – 낙인이론의 연장으로 주변 사람들에게 낙인찍힌 노인이 스스로 무능력한 사람으로 인식하면서 정상적인 사회관계나 역할을 하기 어렵게 된다는 내용 – 노인에 대한 부정적인 인식이나 이미지가 궁극적으로 노인의 활동에 지장을 초래함
사회구성주의이론 (social construction theory)	• 사회적 현상이나 의식이 사회적 맥락에서 어떻게 발전되어 오는지를 설명하는 사회학적이론 • 개인과 개인을 둘러싼 미시적 체계와의 상호작용 속에서 노인의 사회적 관계를 규명하고 의미를 찾는 강점을 갖고 있음 • 미시적인 면을 강조한 나머지 사회구조적 요인을 등한시한다는 비판을 받고 있음 • 내용 – 사회구성원들이 살아가는 사회적 현실에서 어떤 경험을 하고 그 경험에 어떻게 의미를 부여하며 해석하는지 그 과정에 관심을 가짐 – 노인을 수동적 객체로 보지 않고 사회적 세계의 구성에 참여하는 적극적 주체로 봄
제3기 인생론	• 이 이론은 다분히 철학적이고 가치지향적이기 때문에 실증적 연구가 어려움 • 대표 학자인 레슬릿(1989)이 인생을 구분함 – 1기는 0세부터 대학을 졸업하는 24~25세까지로, 학습과 준비의 시기 – 2기는 25세에서 60~65세까지로 취업, 결혼, 경제적 독립, 가정과 직장에 대한 의무를 다하고 퇴직할 때까지 – 3기는 60~65세부터 75~80세까지로, 건강을 잘 유지해 온 사람들에게는 90대까지 : 은퇴와 함께 사회적 책임으로부터 비교적 자유로워 자기성취를 할 수 있는 시기 – 4기는 3기를 지나 신체적·정신적으로 약해지면서 다른 사람에게 의존하며 죽음에 이르는 시기 • 레슬릿의 주장 – 4기의 인생은 단축하고, 제3기 인생을 성공적으로 보내는 것이 중요하다고 주장

2) 거시적 이론

현대화이론 (modernization theory)	• 현재 발생하는 노인문제들(예 돌봄문제, 빈곤문제 등)의 원인을 설명하고 이해하는데 장점을 지니지만, 노인을 단일 범주의 집단으로 보는 문제점이 있음

현대화이론 (modernization theory)	• 대표 이론가인 카우길과 홉스의 주장 – 현대화가 노인의 지위를 하락시키며, 현대화의 정도가 높을수록 노인의 지위는 더 낮아지고 역할을 상실하게 된다고 예측함 – 현대사회는 전통을 존중하기보다 능률 위주의 사회로 재편되었고 이 과정에서 노인의 지위는 하락할 수밖에 없다고 주장함
연령계층이론 (age stratification theory)	• 라일리와 포너(1968)의 주장 – 모든 사회에는 청년, 중년, 노년 등 연령에 따라 사람들이 범주화되거나 계층화되어 있음 – 동일한 연령층에 속하는 사람들은 유사한 시대적 경험을 공유하기 때문에 이들 간에는 유사한 가치관이나 태도가 형성되어 있음 – 연령분절사회는 연령이 어떤 활동을 하는 데 진입장벽으로 작용함 – 연령층 간의 상호작용이 활발히 이루어지는 사회는 연령통합사회임 • 현대의 연령통합 – 오늘날에는 통합에 대한 논의가 활발하게 이루어지고 있음 – 전 생애에 걸쳐 균형 있게 교육, 노동, 여가 활동을 자유롭게 선택함 – 자율적인 사회구성원으로서의 삶을 영위하는 것이 강조됨
생애과정이론 (life course theory)	• 인간이 태어나서 성장하는 동안 경험하는 여러 단계의 생애과정에 초점을 둔다는 이론 – 노화의 의미가 시간, 기간, 동년배집단, 역사, 문화, 사회구조상의 위치에 따라 어떻게 달리 형성되는가를 설명해 줌 – 개인적인 경험과 사회적 사건을 함께 파악하면서 한 인간의 생애는 이 둘의 상호작용 결과임을 보여주고자 함
비판이론 (critical theory)	• 프랑크푸르트학파가 중심이 되어 전개한 사회적 변혁과 해방에 관한 이론 • 내용 – 폐쇄적인 철학적 구조를 거부하며, 부정의 부정을 거듭하면서 논의의 주제를 철저하게 공략하여 문제의 핵심을 밝히려 함 – 이 이론에서는 노화현상을 기술하는 것보다 공공정책에 개입하는 것과 같은 실제적인 측면을 강조함
여성주의이론 (feminist theosy)	• 남성중심의 시각에서 현상을 분석하고 해석하는 문제점을 지적하면서 시작됨 • 여성노인의 빈곤문제는 일반적인 노인문제보다 더 심각한 수준임

7.4 노인에 대한 오해와 진실

오해	진실
노인들은 모두 비슷하다	• 노인들은 어떤 다른 세대보다 큰 이질성을 가짐 • 각각 다른 삶의 경험과 다른 스타일로 인해 다양한 그룹을 형성함
노인들은 외롭고 가족으로부터 소외된다	• 일반적으로 노인은 다른 나이의 그룹보다 만족감이 더 높음 • 노인들 대부분이 가족들과 긴밀한 유대관계를 유지하고 있음 • 가능한 경우, 대부분의 노인들은 시설보다는 가족의 보호를 받고 있음 　– 혼자 살 경우는 자신의 의지로 인한 결과임
노인들은 노쇠하고 새로운 것을 학습할 수 없다	• 노인들은 젊은층보다 인지반응이 느림 • 혼란 및 기억상실은 노화의 정상적인 형태가 아님 　– 특정 의학적 문제로 인해 발생됨(예 치매, 약물독성, 우울증 등)
대부분의 노인들이 병에 걸렸으며 결국 간호시설에서 생을 마친다	• 노인의 5%만이 특정기간 동안 시설에 거주함 　– 나이가 많아질수록 시설입소 확률은 높아짐 • 최소 한 가지 이상의 질환을 가졌음에도 불구하고, 대부분의 젊은 노인들은 활동의 제한이 없음 • 대부분의 노인들은 자신의 과거와 비교해 현재 자신의 건강이 좋다고 보고함
노인들은 완고하고, 변화가 없으며, 과거 속에 살고 있다	• 젊은 시절 완고한 성격이었던 사람은 늙어서도 완고함 　– 성격은 일반적으로 평생 변하지 않고 유지되는 경향이 있음 • 노인들은 의사결정 시 인지 에너지를 보존하는 경향이 있음 　– 경험을 통해 신뢰할 수 있는 의사결정이 가능함
노인은 매력을 줄 수 없으며, 섹스가 없다	• 섹스에 대한 욕망과 섹스 능력은 변할 수 있음 • 건강이 좋은 노인의 경우는 섹스가 충분히 가능함 　– 인간은 100세까지 섹스 활동이 가능함

7.5 작업치료

1. 평가

OTPF	• 작업수행 영역에 대한 평가 – ADL, IADL, 교육, 일, 놀이 레저, 사회참여 등을 평가함 • 인지 및 지각을 평가함 • 감각손상 평가 등을 실시함
ADL	• 신체적 피로 및 정신적 피로를 고려해야 함
개방형 질문	• 사례 – 당신의 질환이 가족에게 어떤 영향을 미치는지 말씀해 주시겠습니까?
기타	• 수행 내용(performance context)의 평가 – 문화적, 물리적, 사회적, 개인적, 영적, 시대적, 가상적 내용을 모두 고려함

2. 작업치료 중재

환자의 가능성 (prognosis)	• 환자의 가능성을 결정하기 – 매우 복잡하며 많은 요소들이 고려됨 – 치료사의 지식 및 임상경험이 영향을 미침 – 평가결과가 영향을 미침 – 타 의료진의 교육이 영향을 미침 – 환자의 동기유발 수준 • 노인 작업치료사가 고려하는 내용 – 과거의 기능수준 및 현재의 기능 수준 • 수행 환경 • 장애의 정도 • 과거 병력 • 운동 능력 • 의사소통 및 대인관계 기술 등

<table>
<tr><td>목표 설정
(goal setting)</td><td>• 협력을 통한 목표 설정
– 대상 노인 및 가족, 기타 보호자들과 함께 협력함
• 클라이언트 중심의 치료 및 협력을 통한 목표 설정
– 작업치료 수행 및 대상 환자의 동기유발에 있어 기초가 됨
• 환자의 참여를 증진하는 목표 설정
– 환자가 성취하고자 하는 목표 반영 및 성취감을 느낄 수 있는 목표 설정이 필요함
– 목표는 특정 형식에 의해 기록되어야 함
예 RUMBA(relevant, understandable, measurable, behavioral, achievable)
→ 타당함, 이해 가능함, 측정 가능함, 행동적임, 성취 가능함
– 목표는 도전적이어야 함
– 환자가 목표를 기억하는지 확인해야 함
– 결과의 측정이 가능한 목표는 수행의 성공여부의 근거가 됨</td></tr>
<tr><td>중재
(intervention)</td><td>① 안전을 위한 중재
• 가옥 수정
– 손잡이 설치, 계단 레일 설치 등
• 보조도구 처방
– 워커, 지팡이, 샤워 벤치 등
② 교육 및 훈련
<table><tr><td>올바른 작업치료를 돕는 가정들
(assumption)</td><td>• 먼저 노인의 학습의도를 이해할 필요가 있다.
• 노인 학습자는 폭넓은 경험과 학습상황에 대한 지식을 가지고 있다.
• 노인은 자신에게 필요한 내용들을 학습할 준비가 되어 있으며 학습할 의지 또한 가지고 있다.
• 전형적으로 노인은 실용적(pragmatic)이며, 자신에게 도움이 되는 것들을 학습하고자 하는 의지가 있다.
• 가장 강력한 동기유발 매개체는 내적 압박감(internal pressure)이다.</td></tr></table>• 노인을 대상으로 교육할 때 기억해야 할 내용들
– 정보처리 시간에 대한 고려
→ 노인은 젊은 층보다 정보처리 시간이 더 걸림
– 정보의 통합(elaboration)
→ 과거의 정보와 현재의 정보습득 사이를 연결할 수 있어야 함
– 조직화된 방식을 통한 정보수집
→ 효율적 저장능력을 증진시킴
– 기억력의 증진
→ 학습과정에 있는 내·외적 환경 요소를 활용함</td></tr>
</table>

<table>
<tr><td>중재
(intervention)</td><td>- 저장된 정보의 반복적 사용
→ 리허설, 재사용, 연습을 통해 강화할 수 있음
- 단서(cue) 제공을 통한 효율적 수행
→ 재인식의 기회를 제공함
→ 이전 학습한 정보들을 더 잘 연결할 수 있음
③ 기타
• 수행기술 및 클라이언트 요소의 회복
- 지각, 인지, ADL 등
• 환경의 개조(modifying context)
- 안전을 위한 장치들
- 건축 구조물의 변화
• 재평가 및 수정
- 초기평가 이후 지속적인 재평가 및 치료내용의 수정이 필요함</td></tr>
<tr><td>퇴원</td><td>• 가족과의 협력이 중요한 요소가 됨
• 내용
- 지역사회 자원(resource)에 대한 이용을 고려함
- 퇴원 후 전문인력의 치료 및 가정간호에 대한 조언 등을 제공함</td></tr>
</table>

OCCUPATIONAL THERAPY

8

C·H·A·P·T·E·R

심폐질환 (Cardioputmonary Disease)

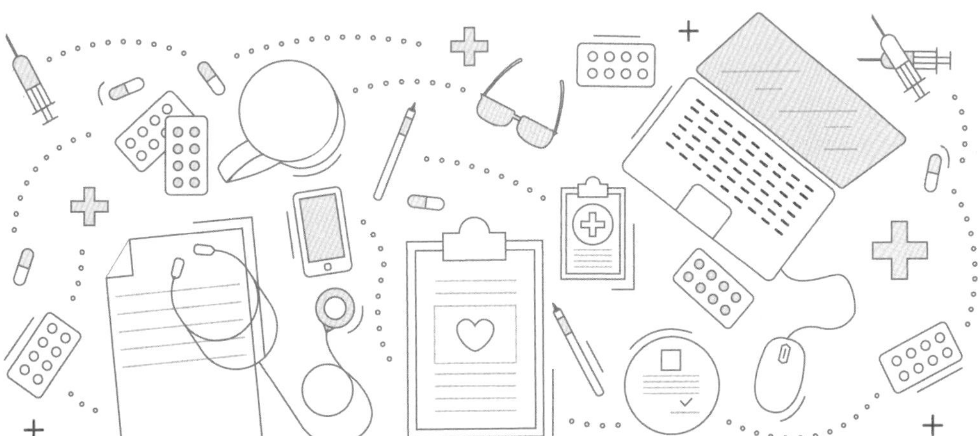

2024 OCCUPATIONAL THERAPY

꼭!
알고 넘어가기!!

- 심장질환의 종류와 특성에 대한 이해가 필요하다.
- MET의 정의와 관련 활동에 대한 문제가 자주 출제되고 있다.

8.1 개요

심혈관계 및 호흡기계에 문제를 가진 환자	• 지구력에 심각한 문제를 지님 • 작업(occupation) 영역 수행에 많은 제한이 있음
작업치료사의 이해	• 심폐기능에 대한 이해가 필요함 • 관련 질환의 병리를 이해해야 함 • 위험요소에 대한 이해가 필요함 • 관련 전문용어에 대한 이해가 필요함 • 의학적 처지에 대한 이해가 필요함 • 주의사항을 잘 알고 있어야 함
신체에 있는 세포들이 생존하기 위한 3가지 요구사항	• 지속적인 영양 및 산소공급 • 지속적인 이산화탄소 및 노폐물의 제거 • 지속적인 체온유지

8.2 심장질환(Cardiac disease)

1. 허혈성(Ischemic) 심장질환

<table>
<tr>
<td>관상동맥질환
(CAD : coronary artery disease)</td>
<td>
① 초기 증상
• 일반적으로 증상 없이 수년간에 걸쳐 발달됨
② 동맥벽의 손상
• 내부 벽이 담배 또는 고혈압에 의해 수년간 손상됨
• 불규칙한 모양으로 변성되며 지방조직 등이 플라그(plaque)를 형성함
• 혈소판(platelet)이 동맥에 모이고 동맥을 막아버림
• 위 과정이 계속 반복되어 러스트(rust)가 발생됨
• 점차적으로 동맥이 좁아지면서 지나가는 혈액의 량이 줄어듦
• 이러한 과정을 '죽상동맥경화증(atherosclerosis)'이라고 함
③ 부분적인 막힘(block)이 있는 환자
• 휴식 시 증상이 없지만 활동 시 협심증(angina)이 발생됨
• 협심증(angina)이 나타나는 경우
– 식사(eating) 시
– 운동 시
– 애씀(exertion)이 있는 경우
– 추위에 노출될 때
<table>
<tr><td>협심증의 증상</td><td>• 쥐어짬(squeezing)
• 압박감(pressure)
• 가슴을 찌르는 듯한 통증(sharp pain)
• 신체의 다른 부위로 방사되는 통증
– 팔, 등, 목 등</td></tr>
<tr><td>협심증 완화방법</td><td>• 휴식 또는 약물의 사용을 통해</td></tr>
</table>
④ 심근경색(MI : myocardial infarction)
• 산소공급의 결핍으로 발생됨
• 심장의 위험(substantial) 부위 손상일 경우 펌핑(pumping)이 멈출 수도 있음
– '심장마비(cardiac arrest)'가 발생됨
– 산소의 결핍으로 심장 근육 일부가 손상됨
</td>
</tr>
</table>

<table>
<tr>
<td></td>
<td>
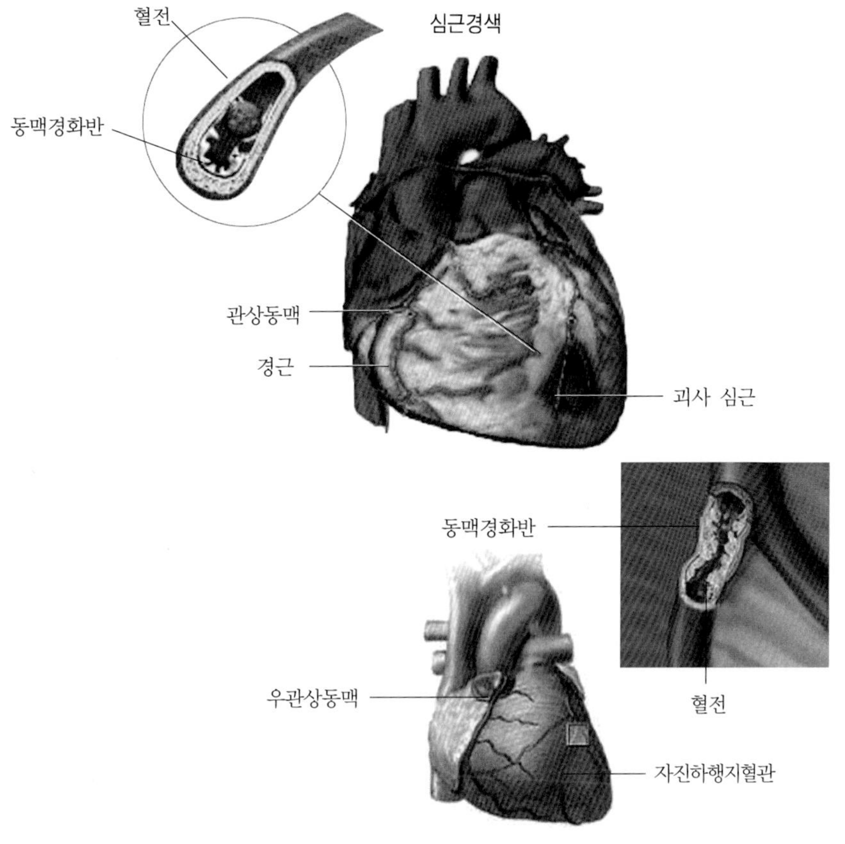

그림 8-1 심근경색과 혈전
</td>
</tr>
<tr>
<td>울혈성심부전
(CHF : congestive heart failure)</td>
<td>
① 원인
• 심장이 효율적으로 펌핑(pumping)을 할 수 없을 때 혈액이 폐나 신체로 다시 돌아가므로 발생됨
② 증상
• 휴식이나 활동 시 대사에 필요한 혈액을 충분히 공급하지 못함
• 심박출량 감소로 폐정맥 및 전신의 정맥에 울혈이 발생됨
</td>
</tr>
</table>

2. 판막(Valvular)의 질환

개요	① 정의 • 심장의 판막은 혈액이 언제나 한 방향으로만 흘러가도록 만드는 역할을 하지만, 판막이 손상되어 이런 조절기능에 문제가 생기는 질환임 ② 심장 판막의 위치 • 우심실과 우심방 사이 • 좌심실과 좌심방 사이 • 폐동맥과 우심실 사이 • 좌심실과 대동맥 사이 ③ 심장판막의 기능 • 심장에는 4개의 판막이 존재함 – 삼천판막, 폐동맥판막, 승모판막, 대동맥판막 • 판막은 한 방향으로 열리는 막으로 혈액이 한 방향으로만 흐르게 함 – 문과 같이 혈액이 흐를 때는 열리고 혈액이 통과하면 닫히게 됨
원인	① 류마티스에 의한 심장 판막의 손상 • 대표적인 질병은 승모판막의 협착증이며, 여성에서 호발함 ② 퇴행성 판막 질환 • 판막의 지속적 압력에 의해 승모판 인대의 신장이 원인이 됨 ③ 선천성 판막 질환 • 성인에서 가장 흔히 발생됨 ④ 기타 • 유전적 질환, 감염 등으로 인해 판막이 손상됨
특징 및 증상	① 특징 • 어느 정도 진행하기 전까지는 증상이 잘 나타나지 않음 ② 대표적 증상 • 피로감 • 호흡곤란 • 맥박이 불규칙함(빨라지는 부정맥) • 현기증 • 실신 • 운동 시 흉통

3. 의학적 관리(Medical management)

1) 심장 관련 약물(cardiac medication)

분류(category)	약물명(common name)	사용 목적(purpose)	부작용(side effect)
이뇨제 (diuretic)	• Lasix • Dyazid • HCTZ	• BP를 낮춰줌 • 부종을 감소시킴	• 기립성 저혈압 • 탈수증(dehydration) • 근육 연축(연축(spasm)
혈관확장제 (vasodilator)	• Hydralazine • Captopril	• BP를 낮춰줌 • CHF를 조절함	• 빈맥(tachycardia) • 기립성 저혈압 • 심계항진(palpitation)
강심배당체 (cardiac glycoside)	• Digoxin • Lanoxin	• HR을 낮춰줌 • 심실의 HR를 조절함	• 식욕부진(anorexia) • 오심(nausea) • 구토(vomiting) • 복부 경련(cramp)
항응고제 (anticoagulation)	• Comadin(warfarin) • Heparin • Aspirin • Persantine	• 혈액 응고(clot)를 예방	• 출혈(hemorrhage) • 오심(nausea) • 구토(vomiting)
항부정맥제 (antiarrhythmic)	• Procainamide • Amiodarone • Sotalo	• 불규칙한 심박동을 교정 • 심박동수를 느리게 또는 빠르게 만듦	• 심실부정맥을 악화시킴 • 서맥(bradycardia)
베타 차단제 (beta blocker)	• Propranolol(Inderal) • Atenolo(Tenormin) • 기타 "olo"로 끝나는 약물들	• BP를 낮춰줌 • 협심증을 조절함 • CHF를 조절함	• 발기불능(impotence) • 허약함(weakness) • 심부전(heart failure)
칼슘채널 차단제 (calcium channel blocker)	• Diltiazem(Cardizem) • Verapamil(Isoptin, Calan)	• 고혈압을 조절함 • 협심증을 조절함 • 혈관을 확장시킴 • HR을 느리게 함	• 기립성 저혈압 • 동정지(sinus pause) • AV block • 심부전
질산 (nitrate)	• NTG sublingual • Nitropaste • Isordil	• 혈관을 이완시킴 • 심장에 혈액과 산소를 증가시킴 • 심장의 부담을 줄여줌	• 기립성 저혈압 • 두통(headache)
콜레스테롤저하제 (cholesterol lowering drug)	• Atovastain(Lipitol) • Simvastain(Zocor)	• 저밀도지단백질(lowdensity lipoprotein)을 감소시킴	• 간부전(liver failure) • 횡문근 융해(rhabdomyolysis)

2) 심리사회적 고려사항들

심근경색(MI) 환자의 심리	• 초기에는 공포와 불안을 경험하게 됨 – 죽음의 문제에 직면하기 때문
안정제(sedative)	• 스트레스를 줄여줌 • 휴식을 제공함

감정이 안정되었을 때	• 환자는 신체적 문제를 지닌 현실을 직시하게 됨 • 교육과 지지적인 의사소통이 불안을 감소시킬 수 있음
부정(denial)	• 심장병 환자들이 가지는 일반적인 감정이 됨 • 부정 상태의 환자는 주의사항들을 무시하는 경향을 가짐 – 보다 더 큰 심장의 문제를 유발할 수 있음
우울증	• 일반적으로 심근경색 후 3~6일 사이에 나타남

3) 심장 재활(cardiac rehabilitation)

(1) 단계별 치료

1단계 (입원환자)	• 입원환자를 위한 재활 • 낮은 수준의 신체 활동 : 모니터링이 필요함 – 자기 관리 활동들 • 주의사항에 대한 권고 • 에너지 보존에 대한 교육 • 활동 등급화에 대한 교육
2단계 (외래환자)	• 외래 환자를 위한 재활 • 퇴원과 동시에 시작됨 • 진보된 운동이 수행됨 – 모니터링이 필요함
3단계	• 지역사회에 기반을 둔 운동 프로그램 • 자신의 주거지에서 치료가 진행될 수 있음

(2) 심장곤란(cardiac distress)의 징후 및 증상

징후 및 증상	• 협심증(angina) • 호흡곤란(dyspnea) • 좌위호흡(orthopnea) • 오심/구토(nausea/emesis) • 발한(diaphoresis) • 피로(fatigue) • 대뇌 관련 증상들 – 운동실조, 어지러움, 혼동, 실신(fainting) 등 • 기립성(orthostatic) 저혈압

8.3 만성 폐질환(Chronic lung disease)

1. 만성폐쇄성폐질환(Chronic Obstructive Pulmonary Disease, COPD)

<table>
<tr><td>진행 및 유형</td><td>① 진행
• 일반적으로 수년에 걸쳐 서서히 진행됨
• 대부분이 비가역적이지만 부분적으로 가역적일 수도 있음
• 결국 기도와 폐 조직이 서서히 손상되어 숨이 차게 됨
• 만성적 기침, 객담 배출, 호흡곤란이 나타남
② 유형
<table><tr><th>만성기관지염</th><th>폐기종</th></tr><tr><td>• 기도 점막이 두꺼워져 공기의 흐름을 막음
• 점액 분비가 증가됨
• 정상적인 기도 청소 및 기침 반사에 문제가 발생됨
• 심해질수록 폐 손상이 가중됨</td><td>• 담배 또는 오염된 공기가 폐포 조직을 손상시킴
• 폐포의 탄력성이 떨어짐
• 폐포 손상으로 전체 폐포 면적이 줄어듦
• 혈액에 스며드는 산소 양이 감소됨</td></tr></table></td></tr>
<tr><td>원인</td><td>• 주요 원인은 흡연임
• 공기 오염도 원인이 됨
• 먼지, 연기 등에 노출되면 더 악화됨</td></tr>
<tr><td>증상</td><td>• 가래를 동반한 기침
• 호흡기계 감염
• 가벼운 운동에도 숨이 참
• 나중에는 안정 시에도 숨이 참
• 객담 배출, 호흡곤란 등이 주요 증상이 됨</td></tr>
</table>

2. 천식(Asthma)

개요	• 기관지의 과민반응 – 숨을 쉴 때 들어오는 여러 자극물에 의해 기관지가 과민반응을 보임 • 기관지와 기도에 염증이 생겨 부어오르며 기관지가 좁아짐 – 거친 호흡음, 기침, 호흡곤란 등이 나타남 – 발작처럼 나타남

개요	• 증상이 호전될 경우 – 거의 정상으로 회복이 됨 – 반복적으로 재발하는 특징을 가짐
대표적 증상	• 천명을 동반한 발작적인 기침과 호흡곤란 • 마른기침과 흉부 압박감 • 입술, 손 등의 청색증(cyanosis) • 불안, 혼란 등의 정신적 변화까지 일어날 수 있음

8.4 작업치료의 평가 및 치료

의료기록 (medical record)	• 의학적 상태에 대한 정보 – 진단, 병의 진행정도, 관련된 질환, 이차적 증상 등 • 사회적 배경에 대한 정보 • 검사결과, 약물 등에 대한 정보
인터뷰	• 올바른 인터뷰 방법 – 적절한 질문 – 적절한 청취 – 환자의 반응에 대한 관찰 • 인터뷰 동안의 관찰 내용 – 호흡의 짧아짐 – 혼란 – 피로 – 자세 – 지구력 – 행동감소 등
임상 평가 (clinical evaluation)	• 평가 목적 – 환자의 현재 기능을 확인하기 위해 – 환자의 현재 제한점(limitation)을 파악하기 위해 • 작업치료의 임상 평가 – 환자에 따라, 치료세팅에 따라 다양함

임상 평가 (clinical evaluation)	• 심혈관계에 손상이 있는 환자의 평가 내용 - HR - BP - cardiac distress의 증상(sign & symptom) - ECG - 모니터링(monitoring) → 자세 변화 시, 기능적 활동 수행 시 모니터링이 필요함 • 활동에 대한 심혈관계의 적절한 반응 - 심박동수(HR) : 활동 시 심박동수는 휴식 시의 심박동수보다 20회 이하로 증가됨 - 혈압(BP) : 수축기 혈압(SBP)이 활동과 같이 상승함 - 증상(sign & symptom) : 부정적(adverse) 증상들이 없음 → 호흡이 짧아짐, 협심증, 오심, 구토, 과도한 발한, 극도의 피로 등

8.5 작업치료 중재(Intervention)

1. 에너지 소비(Energy costs)

1) 산소 소모량이란?

- 심장과 폐가 어느 정도의 일을 하는지를 알려줌
- 업무에 필요한 에너지양을 보여주는 지표가 됨

2) 'MET'란?

정의	• 침상에서 휴식을 취할 때 가장 적은 산소를 소모함 - 대략 체중 1kg당 3.5ml의 산소를 소비하는데 이것을 1MET라고 함 • basal metabolic equivalent라고 함
사례	• 옷 입기 : 2.5MET • 앉아서 목욕하기 : 2.5MET • 성교 : 5~6MET

※ 다양한 가사활동 및 자조활동 Ⅰ

MET level	ADL	IADL
1~2	• 앉아서 식사하기 • 침대에서 의자로 이동하기 • 세안 및 세수하기 • 머리 빗기 • 1mph로 걷기	• 손바느질 • 재봉틀 사용 • 바닥 쓸기(sweeping floor) • 오토메틱 자동차 운전 • 그림 그리기(drawing) • 뜨개질
2~3	• 앉아서 스펀지 목욕하기(sponge bath) • 서서하는 스펀지 목욕 • 옷 입기와 벗기 • 앉아서 따뜻한 물로 샤워하기 • 2~3mph로 걷기 • 1.2mph로 휠체어 타기	• 먼지털기 • 밀가루 반죽(kneading dough) • 작은 용기 씻기(hand washing) • 진공청소기 사용하기 • 식사 준비하기 • 설거지하기 • 골프(golf)
3~4	• 서서 따뜻한 물로 샤워하기 • 좌변기에서 대변보기 • 계단 오르기 : 분당 24피트	• 침대 준비하기(making abed) • 청소(sweeping) • 대걸레로 밀기(mopping) • 정원 관리(gardening)
4~5	• 뜨거운 물로 샤워하기(hot shower) • 침상용 변기(bedpan)로 대변보기 • 성교	• 침대 속(linens) 바꾸기 • 정원활동 – 원예(garden) – 갈퀴질(rake) – 잡초 뽑기(weed) • 롤러스케이트 타기 • 수영하기 : 분당 20야드
5~6	• 성교 • 계단 오르기 : 분당 30피트	• 평지에서 10mph로 자전거 타기
6~7	• 보장구와 목발을 사용해 걷기	• 수영하기 : 평영(breast stroke) • 스키타기 • 농구 • 5mph로 걷기 • 눈치우기(shovel snow) • 땅파기(spade soil)

※ 다양한 가사활동 및 자조활동 Ⅱ

MET level	가사활동	레저 및 직업 활동	운동 및 스포츠
1~2.5	• 바닥 쓸기 • 먼지 털기 • 다림질 • 음식 나르기 • 테이블 준비하기 • 뜨개질(knitting, crocheting) • 물건 치우기 • 침대 만들기 • 잔디 깎기를 타고 잔디정리하기 • 성활동(sexual activity) • 옷입기, 옷벗기 • 잠자기 • TV 보기 • 설거지하기 • 전구 갈아끼기	• 전기 보트타기 • 배에서 낚시하기 • 펌프질하기(pumping gas) • 타자치기, 컴퓨터 사용 • 가벼운 사무실 활동(앉음) • 카드놀이(앉음) • 보드게임 • 피아노 및 오르간 연주 • 트렉터 운전하기 • 전기 미싱 사용하기 • 자동차 또는 트럭 운전 • 학습/독서/글쓰기(앉아있기) • 카지노 게임(서서함) • 줄서기(standing in line)	• 천천히 걷기 • 야구공 또는 축구공 받기 • 말 등에 타기(walking)
2.6~4	• 아이 돌보기(목욕 및 치장) • 아동과 걷기/달리기/놀이 하기 • 일반적인 가사일하기 • 창고 및 보행로 쓸기 • 잔디 긁기(raking) • 걷기 또는 15파운드 나르기	• 말발굽 달기(pitching) • 자동차 경정비(가정 내) • 관목 및 묘목 심기 • 드럼 연주하기 • 전기 및 배관 작업(가정 내) • 작은 농장 동물에게 사료주기 • 가벼운 박스 서서 포장하기 • 서서 바텐더 일하기 • 마당 걸으면서 정리하기	• 매우 가벼운 정적(고정된) 자전거 타기 • 가벼운 물건 옮기기 • 스트레칭, 요가 • 카트를 이용해 골프하기 • 전동 눈 자동차(snowmobiling) 타기 • 중도의 속도로 걷기 • 수중 에어로빅하기
4~6	• 대부분의 집안청소하기 • 가구 이동시기기 • 무릎 꿇고 하는 바닥 걸레질하기 • 배수구(gutter) 청소하기 • 집 외부의 페인트칠하기 • 집안의 도배 및 페인트칠하기 • 잡초제거 또는 경작하기	• 카펫 또는 타일 깔기 • 느린 장작패기 • 농장일(가축에게 사료주기) • 실외에서 목수일 하기 • 목수일(표면 정교히 만들기) • 일반 사냥 • 무거운 물건 적재하기 • 무거운 물건 나르기 • 지붕 공사(roofing)	• 일반적인 체조(calisthenics) • 림에 공 던지기(shooting hoop) • 골프(클립을 지닌 상대) • 소프트볼(빠르게 또는 느리게 던지기) • 낮은 강도의 운동(aerobic) • Dodge ball(hopscotch) • 자전거(10~11.9mph) 타기

3) 성교(sexual intercourse)활동

복귀 기준	• 1분 동안 2층의 계단을 오르고 내릴 수 있다면 성교 활동의 복귀가 가능함
교육	• 안전한 섹스에 대한 교육이 필요함
약물	• 약물이 Libido에 영향을 미칠 수 있음 – 전문의와 상담을 통해 조절해야 함

2. 에너지 보존(Conservation)

산소 요구를 증가시키는 요소	• 심박동수 증가 • 저항의 증가 • 큰 근육의 사용 • 몸통 근육의 사용 증가 • 상지(arm) 들어올리기 • 등척성 활동(isometric work)
상지 활동들	• 하지(L/E)를 사용하는 것보다 더 큰 심혈관의 활동이 요구됨 • 서서하는(standing) 활동보다는 앉아서 하는 활동이 에너지 소비가 더 적음
심장에 무리를 주는 환경	• 너무 춥거나 더운 환경 • 높은 습도의 환경 • 공기 오염이 있는 환경
에너지 보존 훈련	• 각 개개인에 맞게 구성되어야 함 • 시간 관리는 중요한 요소가 됨 • 자신의 활동을 계획함 – 휴식시간이 포함되어야 함 – 높은 에너지를 요구하는 활동일 경우 보다 쉬운 활동으로 전환함 • 자발적인 참여가 필요함 – 무엇보다 중요한 요소가 됨

3. 삶의 방식 바꾸기(Lifestyle modification)

개요	• 심혈관 건강 증진을 위해 매우 중요한 요소가 됨 • 운동에 대한 교육이 포함되어야 함
교육 내용	• 운동의 유익성 • 등급화 된 활동들 • 스트레칭 • 근력강화 • 유산소 활동 • HR, BP 등에 대한 '모니터링 가이드라인' • 안전 관련 이슈 • 환경적 요소 • 경고 증상 • 운동 계획 • 응급상황 가이드라인
기타	• 식이요법에 대한 고려 • 금연, 금주, 약물 남용 등에 관한 노력 • 지지그룹(support group), 상담, 약물 등을 통한 성공적 관리 • 개인적으로 의미 있는 작업에 참여하기

4. 교육

작업치료사	• 환자와 가족을 교육해야 함
교육 내용	• 심장과 폐의 해부학적 구조 • 병의 과정 • 증상관리 방법 • 위험요소 • 식이요법 • 운동 • 에너지 보존
가족의 역할	• 간접적으로 환자를 지지해야 함 – 일상의 활동 수행을 도울 수 있음

2024 OCCUPATIONAL THERAPY

OCCUPATIONAL THERAPY

9

C·H·A·P·T·E·R

종 양 (Cancer)

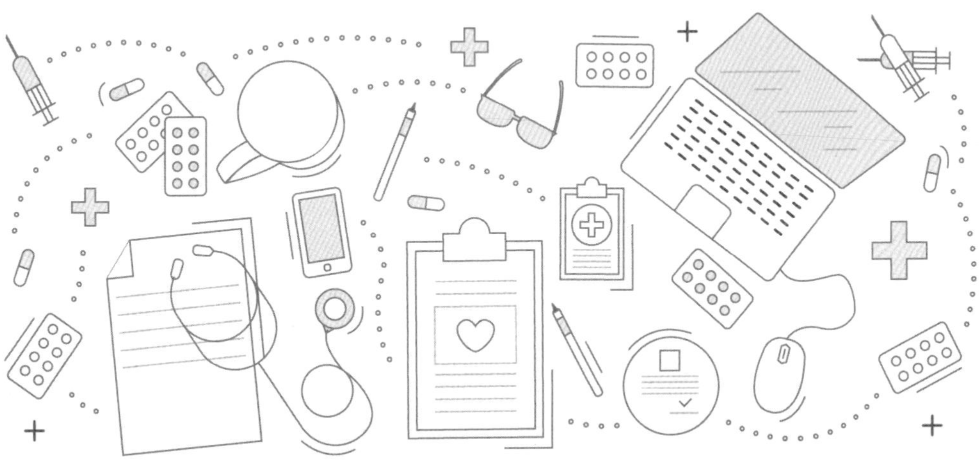

꼭! 알고 넘어가기!!

- 종양에 대한 일반적인 이해가 필요하다.
- 수술 후 관리 및 재활 단계에 대한 이해가 필요하다.
- 종양으로 인한 문제들을 이해한다.

9.1 개요

1. 암(Cancer)

개요	• 폭넓은 그룹을 가진 질환 – 신체 내 악성종양 세포의 존재가 원인이 되기 때문 – 다양한 신체기관에서 종양이 발생될 수 있음
분류	• carcinoma : 특정 장기 내 발생 • sarcoma : 연결 조직에 발생 • chondroma : 연골에 발생 • lymphoma : 림프 조직에 발생 • leukemia : 혈액 형성 조직에 발생
전이(metastases)	• 주요 종양(main tumor)에서 떨어진 조각이 혈관계를 통해 이동하여 새로운 장기나 조직에 뿌려지는(reseeded) 것 예 유방암(breast cancer)이 폐로 전이됨
분비물	• 가성 호르몬 – 악성 종양 세포는 호르몬과 같은 물질들(가성 호르몬)을 분비함 – 가성 호르몬들이 장기의 기능을 파괴함

2. 작업 치료사의 예방(Prevention)

치료사의 역할	• 예방단계에서 가장 의미 있는 역할을 수행함 • 건강에 악영향을 미치는 행동과 습관을 변화시키는 것이 치료의 시작이 됨 • 건강에 대한 긍정적 메시지를 전달함 예 아동과 청소년들에게 흡연예방 메시지를 전달함 • 흡연자의 금연을 도움

9.2 암의 단계(Cancer staging)

1. TNM의 정의(암의 단계)

단계	주요 종양	원거리 전이(distant metastasis)
Ⅰ	• 종양의 크기가 5cm 이하임 • 주변 조직으로의 침투는 없음	없음
Ⅱ	• 종양의 크기가 5cm 이상임 • 주변 조직으로의 침투는 없음	없음
Ⅲ	• 장기 밖으로 나온 종양은 지방과 연부조직 내에 위치함 - 종양은 지방조직 내부에 있음 - 종양은 연부조직에 의해 둘러싸여 있음 • 종양의 크기는 5cm 이하이며, 주변 조직으로의 침투는 없음(또는 종양의 크기가 5cm 이상이며, 주변 조직으로의 침투는 없음)	없음
Ⅳ	• 장기 밖으로 나온 종양은 지방과 연부조직에 둘러싸여 있거나 주변 장기로 침투함	있음

2. 단계

진단 후 초기 (early postdiagnosis phase)	① 작업치료사 • 암치료를 통해 회복 중인 환자들에게 중요한 역할을 함 • 기능의 변화(ADL, 일, 놀이, 레저)를 경험한 암 환자에게 도움을 제공함 • 역할 - 장기간의 장애를 예방함 - 정상기능으로의 복귀를 도와줌 - 재활적 방법을 통해 기능을 지지함 ② 암의 초기 치료 • 수술, 화학요법(chemotherapy), 방사선 치료, 면역 치료의 과정을 경험하게 됨 • 각 치료 단계들은 각각 부작용을 지님

진단 후 초기 (early postdiagnosis phase)	• 수술(surgery) 사례 – 종양 부위(mass) 제거 – 주변 조직의 제거 – 기능적 목적이나 미용적 교정을 위한 수술(reconstructive surgery) 또는 절단(amputation)
수술 후 (postoperative phase)	① 초기 수술 후 • 작업치료사는 환자의 용기를 북돋우어 줌 • 일상의 활동에 안전하게 참여할 수 있도록 도와줌 • 움직임에 대한 두려움을 가질 수 있음 – 움직임에 대해(얼마나 많이 움직일 수 있는지) 초기 가이드라인이 필요함 – 특정 움직임에 대한 주의가 필요함 ② 수술의 종류 • 일괄절제술(en bloc resection) – 종양 및 주변 조직을 한 덩어리로 제거함 • 근치수술(radical surgery) – 림프 조직 및 기타 연부조직(피부, 신경, 근육, 뼈) 주변을 따라 손상된 조직을 제거함 • 사지의 제거(amputation) – 사지의 신경혈관(neurovascular bundle)이 종양에 노출되었을 경우 실시함 – 신체의 일부분(또는 사지)의 절단은 삶의 큰 변화를 일으키는 사건이 됨 – 절단은 외모의 변화를 만듦
재활 (rehabilitative phase)	① 종양 환자의 일반적 치료방향 • 퇴원 – 일반적으로 집으로 복귀함을 의미함 • 재활 시설의 예 – 아급성기 치료센터 – 장기 치료시설 – 호스피스 시설 ② 재활 시설로 이동 • 대상자 – 초기 치료 후 공격적인 재활 프로그램에 참여할 수 있는 환자 – 하루 3시간의 치료를 견딜 수 있는지 평가 후 선별함 • 목표 – 기능의 회복 및 지지

9.3 작업치료 평가 및 중재

1. 종양의 종류 및 다양한 이슈들

종양의 위치	손상	활동 제한	참여 이슈(개인적/환경적 요소)
뇌 (brain)	• 운동	• 이동	• 접근성 • 건축 장애물 • 적응(adaptation)
	• 감각	• 안전 • 통증	• 안전 : 감독 및 조력자 필요 • 통증 – 견디기 힘든 통증이 발생하는 활동 참여 시 인내력 – 통증약물 • 무디어진 감각 – 운전의 어려움 – 중장비 조작의 어려움
	• 인지	• 계획하기 • 순서정하기(sequencing) • 기억력 • 자기통찰력 • 안전	• 리드(lead)의 어려움 • 계획하기 또는 수행하기의 어려움 • 사회적 부적절성 : 낙인(stigma) • 작업 상실 : 직업역할, 가족역할의 상실 • 레저 및 스포츠 참여의 어려움 • 일상활동의 독립적 참여가 어려움
	• 신경행동 • 시각손상 • 운동계획	• ADL 및 IADL	
	• 의사소통	• 말하기 • 읽기 • 쓰기	• 사회화의 손상 및 사고 교환의 어려움 • 개인적 흥미 및 역할 참여수행의 어려움
뼈 (bone)	• 움직임의 상실 • 통증 • 이동의 장애 • 손상부위의 재손상 위험	• ADL & IADL	• 옷 입기, 화장실가기, 목욕 등의 문제 • 환경적 적응 또는 보호자의 도움에 대한 요구 • 감소된 이동 능력 • 직업수행에 미치는 부정적 영향 • 개인의 흥미 및 역할 참여의 문제
유방 (breast)	• 움직임의 상실 • 통증 • 이동의 장애 • 손상부위의 재손상 위험	• ADL & IADL • 어깨 움직임의 제한 – 스포츠 등	• 가사일, 직업, 레저 활동 등의 수행에 있어 단기간 또는 장기간의 문제(disruption) • 임파선의 문제(compromise)로 인한 위험
폐 (lung)	• 어깨 유동성 손상 • 호흡 손상 • 피로	• ADL & IADL • 어깨 움직임의 제한 – 스포츠 등	• 이동과 관련된 지구력 및 이동거리의 문제 • 가사일, 직업, 레저 활동 등의 수행에 있어 단기간 또는 장기간의 문제(disruption) • 호흡으로 인한 문제 • 산소에 대한 문제
장 (colon)	• 대변 관리 방식의 변화 (colostomy)	• ADL & IADL • 피로	• 대인관계에서의 사회적 낙인의 문제

(계속)

종양의 위치	손상	활동 제한	참여 이슈(개인적/환경적 요소)
장 (colon)	• 몸 씻기 방식의 변화 (stomal issue) • chemoneuro pahty의 가능성 • 피로	• stoma에 대한 사회적 낙인(냄새, 봉투의 터짐 등) • chemotherapy와 관련된 소운동 손상	
전립선 (prostate)	• 요실금 • 성생활의 어려움	• ADL & IADL	• 성을 가진 자아 존재감의 상실 • 요실금과 관련된 낙인의 문제
머리와 목 (head and neck)	• 먹기의 어려움 • 목소리 상실 • 목과 머리의 ROM 감소 • 어깨뼈의 안정성 상실	• ADL – 먹기, 삼키기 • 호흡	• 대인관계에서의 사회적 낙인의 문제 • 종양유발 관련 습관에 대한 변화가 요구됨 예 담배

2. 종양으로 인한 다양한 문제들

이동(mobility)의 문제	• 가정에서의 이동, 거리 건너기, 이웃 방문하기, 병원가기 등
약화(weakness)의 문제	• 특정 활동 참여에 제한 • 거리 이동에 필요한 지구력의 부족 • 장시간 앉아 있기의 어려움 • 건축 장애물 극복의 어려움 – 계단 등 • 작업 역할 수행에 필요한 접근성의 문제 발생
부종(edema)	• 종양의 다양한 원인들이 부종을 만듦 • 림프 부종(lymph edema) – 종양이 퍼진 곳에 백혈구 증가로 인해 발생(염증반응) • 사지의 부종의 발생 – colloid 발생 → 초기에는 액체 같지만 나중에는 단단해짐 – 치료사의 특별한 테크닉이 필요함 → 예 림프마사지 – 붕대 등으로 압박할 수 있음 → 압박의 강도를 등급화함 – 피부, 운동, 주의사항 등에 대한 교육을 실시함 → 통증 및 불편감을 만들 수 있기 때문
기타	• 감각손상 – 도구 사용 시 화상, 좌상, 타박상 등이 발생될 수 있음 – 과감각, 통증 등이 발생될 수 있음

기타	• 인지손상 – 기억력 손상 등이 발생됨 • 시각손상 – 뇌종양, CMV infarction 등이 원인이 됨 • 청각손상 – 약물치료에 의해 청력감소가 발생될 수 있음 • 만성피로 – 치료과정(진단, 치료 등) 중 다양한 요소에 의해 발생됨

3. 말기 관리(palliative care)

단계	• 회복을 기대할 수 없다는 진단을 받은 경우에 해당됨 • 전문의가 마지막 단계임을 확정함
호스피스(hospice)	• 말기 암 환자 관리의 한 종류 • 말기 환자를 돌봄
관리의 방향	• 안락감(comfort)의 성취 • 활동 참여를 용이하게 만들어줌
치료사의 역할	• 죽어가는 환자의 말기 관리에 직접 참여함 • 간접적으로는 가족, 보호자 등과 환자의 삶의 질을 중재함

4. 암을 가진 환자들의 심리적 상태 및 중재

죽음	• 종양의 단계와 관계없이 대부분의 환자들이 곧 죽게 될 것이라 생각함 – 실제로 진단 후 예상보다 더 오래 사는 경우가 많음
감정	• 통증에 대한 공포와 예측이 두려움과 스트레스를 유발함 – 수술로 인한 통증 – 화학치료에 의한 통증 – 뼈에서 발생되는 통증
중재 사례	• 자기최면(self hypnosis) • 명상(meditation) • 이완 테크닉(relaxation technique)
우울증	• 암을 가진 많은 사람들이 경험하게 됨 • 희망이 없다는 감정, 도움을 받을 수 없다는 감정 등이 특징임 • 지지(support) 그룹에 참여하는 것이 도움이 됨

OCCUPATIONAL THERAPY

10

C·H·A·P·T·E·R

HIV 감염 및 AIDS
(HIV infection & AIDS)

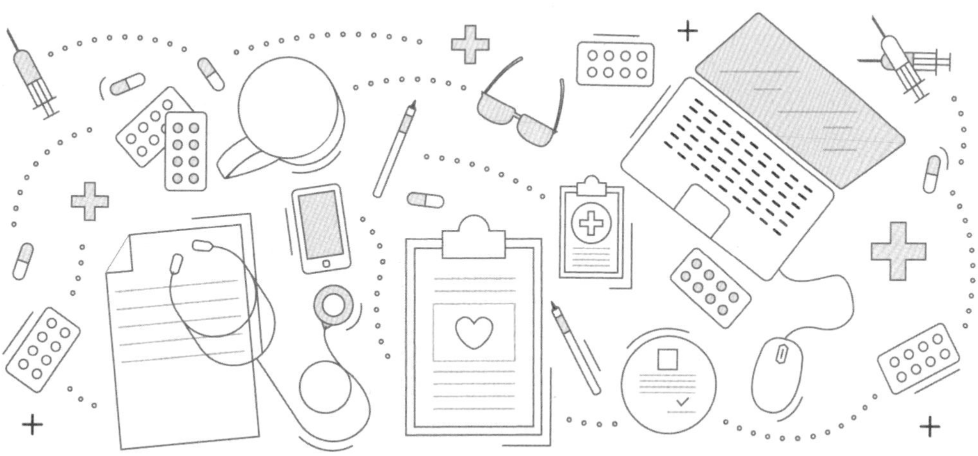

2024 OCCUPATIONAL THERAPY

꼭!
알고 넘어가기!!

- 감염 경로에 대한 이해가 필요하다.
- 예방법과 작업치료 중재 방법들에 대한 이해가 필요하다.

10.1 개요

HIV의 정의	• human immunodeficiency virus를 말함 • retrovirus로도 불림 • 인체 내에서 복제(replicate)되어 백혈구를 감염시킴 • AIDS(acquired immunodeficiency virus)의 원인이 됨
감염	① 대표적 전염 사례(순위) • 남성 사이의 성관계 • 주사(injection drug use) • 이종 사이의 성관계 • 정맥주사(intravenous drug)의 공동사용 • 기타 – 수혈, 출산기, 혈우병(hemophilia) 등 ② 전염 경로 • 안전하지 못한 성관계로 인해 전염 • 수혈을 통한 전염 • 감염된 주사기 바늘의 공유로 전염됨 • 감염된 엄마에 의해 신생아가 감염됨

10.2 AIDS의 단계

구분	단계	내용
질병통제본부(CDC)의 분류(1993)	C_1	• 1ml 당 CD4 세포가 500개 이상
	C_2	• 1ml 당 CD4 세포가 200~499개
	C_3	• 1ml 당 CD4 세포가 200개 이하
임상적 증상(clinical perspective)에 의한 분류	A	• 전반적인 lymphadenopathy seroconversion syndrome을 제외하고는 증상이 없음 • 감염 후 초기 급성기
	B	• 감염을 전혀 인식할 수 없음 • 몇 가지 증상을 가짐 • 칸디다증(candidiasis) • 열(fever) • 지속적인 설사 • oral hairy leukoplakia • herpes zoster • idiopathic thrombocytopenic purpura • 말초 신경 질환 • cervical dysplasia • 골반의 염증성 질환(pelvic inflammatory disease)
	C	• AIDS임을 보여주는 질환들이 나타남 • 한 가지 또는 그 이상의 질환들이 나타남
작업치료 관련 문제들		• 피로와 짧아진 호흡 • 중추신경계 손상 • 심장의 문제 • 근육의 위축(atrophy) • 질환으로 인한 변화에 대한 적응능력 및 극복능력의 변화 • 우울증 • 두려움/근심 • 죄책감(guilt) • 분노(anger) • 질병과 건강 사이의 선입견(preoccupation)

10.3 약물

개요	• 치료 약물 – 현재까지 치료방법은 존재하지 않음 • 약물의 발전 – 질병 과정에 변화를 만들 수 있음 – 보다 건강한 기능을 촉진할 수 있음
다양한 약물	① 약물들 • NNRTI(nonnucleoside reverse transcriptase inhibitor) – reverse transcriptase를 차단하는 약물 • Fusion inhibitor – HIV 바이러스가 신체 세포 내로 들어가는 것을 차단하는 약물 • NRTI(nucleoside reversetranscriptase inhibitor) – reverse transcriptase를 차단하는 약물 • protease inhibitor – protease를 차단하는 약물 ② HAART(highly active antiretroviral therapy) • protease inhibitor들과 다른 약물들을 혼합한 약물 • 많은 AIDS 환자들의 건강을 증진시킨 효과적인 약물 치료법 • 좋은 약물들이 많이 연구되었음에도 불구하고 여전히 AIDS 치료제는 없음(elusive)

10.4 예방(Positive prevention)

1. 개요

예방과 건강증진	• 작업치료의 핵심영역이 됨

2. 분류

1차 예방	• 건강교육, 위험감소 전략의 수행 - 워크숍, 학교교육, 강의 등 • 워크숍의 내용 - 정신건강 관련 전략 - 문화 관련 정보 - 인간관계 기술 연습하기
2차 예방	• 이미 감염된 환자들을 대상으로 실시 • 건강한 삶의 방식을 추구하는 활동들 수행함 - 미래의 감염을 예방함 - 삶의 균형과 웰빙을 추구함 • 지역사회의 많은 AIDS 감염자들을 대상으로 함 - 작업참여를 지지하는 습관의 유지가 강조됨
3차 예방	• 환자가 2차적 질환으로 고통을 당하는 시기 • 재활을 강조함 • 건강증진 프로그램의 실시 예) 보조도구를 이용한 작업 참여는 약물

10.5 평가(Assessment)

1. 작업치료 평가

PHWA (Pizzi holistic wellness assessment)	① 개요 • 클라이언트 중심의 평가 도구 • 주관적인 건강증진 평가 도구 • 스스로 평가하는 도구(self assessment tool) : 자가평가도구 • 작업 과거력(occupational history format)이 사용됨 • 환자의 목표, 믿음, 가치, 태도, 작업의 의미 등을 파악하는 데 중요한 역할을 함 • 10점 척도(1점~10점)를 사용함 ② 평가 내용 • 건강에 대한 자아의 지각(self perception)을 검사함 • 자아 책임감(self responsibility)에 대한 전략을 탐색함 • 건강에 대한 8개 영역을 스스로 평가함
PAPL	① 개요 • 통합적(holistic) 평가도구 • 평가 결과는 치료사의 임상적 추론, 치료 등과 통합됨 – 모든 작업 영역에 반영됨 ② 평가 내용 • 환자의 신체적인 면 • 환자의 심리사회적인 면 • 환자의 감정적인 면 • 환자의 영적(spiritual)인 면

10.6 중재(Intervention)

치료사의 역할	• 의미 있는 작업 참여와 생산적 삶을 도움 • 다양한 테크닉, 전략, 그리고 중재 프로그램을 통해 생산적 삶을 촉진함
중재 시 고려사항	• 전반적 주의사항들이 적절히 사용되어야 함 • 인지적 변화 및 신체적 변화가 빠르게 진행될 수 있으므로 정기적 재평가가 필요함 • AIDS를 가진 대부분의 성인들은 분별력(real discrimination)을 지님 – 판단 없는 자세, 정직한 태도, 열린 마음 등이 치료에 긍정적 영향을 미칠 수 있음 • AIDS 재활은 특유의 사회심리적 문제를 가짐 – 많은 경우 치료 때문에 친구를 잃게 됨 – 차별, 거부, 신체적 문제 등의 이유로 직업과 가족을 잃기도 함 • 아직 알려진 치료방법과 백신이 없음 – 일상생활에 매우 큰 스트레스 유발원이 됨 • 증상이 나타나는 대부분의 환자들은 직업 역할에 변화가 발생됨 – 직업강화(work hardening) 프로그램이 중요함 • 피로, 허약함, 디컨디셔닝(deconditioning)이 신체적 증상이 됨 – 에너지 보존, 작업 단순화, 작업 적응(occupational adaptation)이 필요함 • 적응적 도구(adaptive equipment), 자세유지(positioning)가 독립적인 ADL 복귀를 도움 – 특정 도구가 도움이 되더라도 환자가 사용을 거부할 수 있음 • 습관 훈련(habit training), 일상생활 적응(adaptation)이 기본적 작업치료 중재방법이 됨 – 인지, 신체, 감정 등을 고려하여 선호하는 작업에 참여시킴 • 일상생활의 조건(option)들에 대한 조절(control) 및 선택(choice)이 최대로 제공되어야 함 • 장기 및 단기 목표가 변화에 따라 적용되어야 함 • 작업수행 동안 또는 작업수행 전 보조적(complementary) 치료가 고려되어야 함 – 점진적 이완, 바이오피드백, 이미지 치료, 치료적 마사지, 전통 중국의술 등 • 적절한 영양이 중요한 요소가 됨

2

V·O·L·U·M·E

2024

합격 선배들의 맥 one pick!

퍼시픽 작업치료사 국시대비 개념서

OCCUPATIONAL THERAPY

근골격계작업치료

발 행 2024년 4월 30일

편저자 작업치료 국시연구회

발행인 이 웅 현

발행처 **퍼시픽북스**

서울시 중구 충무로 29 아시아미디어타워 501호

TEL. 02-2272-7766(代) / FAX. 02-2272-7166

E-mail : papu77@daum.net

ISBN 979-11-6375-450-3

정가 Volume 2 **16,000원**

2024 OCCUPATIONAL THERAPY